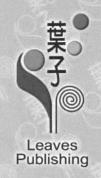

Leaves
Publishing

根　以讀者爲其根本

莖　用生活來做支撐

葉　引發思考或功用

果　獲取效益或趣味

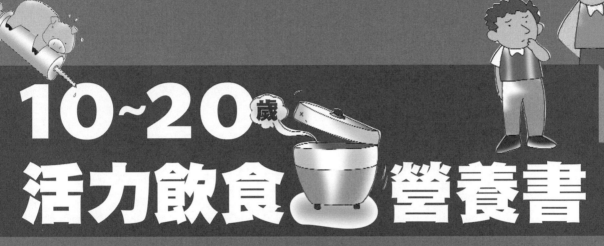

10~20歲
活力飲食 營養書

王彥懿◎著

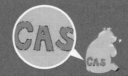

銀杏GINKGO

10～20歲活力飲食營養書

作　　者：王彥懿
出 版 者：葉子出版股份有限公司
企劃主編：鄭淑娟
行銷企劃：洪崇耀
特約編輯：王雅慧
校　　稿：鍾宜君
內頁繪圖：黃建中
美術設計：許瑞玲
印　　務：許鈞棋
登 記 證：局版北市業字第677號
地　　址：台北市新生南路三段88號7樓之3
電　　話：(02) 2366-0309
傳　　真：(02) 2366-0313
讀者服務信箱：service@ycrc.com.tw
網　　址：http://www.ycrc.com.tw
郵撥帳號：19735365
戶　　名：葉忠賢
印　　刷：上海印刷廠股份有限公司
法律顧問：煦日南風律師事務所
初版一刷：2005年 5 月　　　新台幣：280元
ISBN：986-7609-69-7

國家圖書館出版品預行編目資料

10-20歲活力飲食營養書 / 王彥懿著. -- 初版.
　　-- 臺北市：葉子, 2005[民94]
　　　面；　公分. -- (銀杏)

ISBN 986-7609-69-7(平裝)

1. 營養 2. 飲食

　　411.3　　　　　　　　　94007251

總 經 銷：揚智文化事業股份有限公司
地　　址：台北市新生南路三段88號5樓之6
電　　話：(02)2366-0309
傳　　真：(02)2366-0310
※本書如有缺頁、破損、裝訂錯誤，請寄回更換

別輕忽營養和飲食的功效

如果把人的一生區隔成幾個階段，青春期的過程中一定可以拿下好幾個第一的頭銜：可以吃得最多、可以成長得最快、形體與外觀變化最大、性格的改變最明顯、好像也最不容易溝通、和家中其他成員的關係最緊張、最喜歡挑戰自己的能力……等等，看著孩子無窮盡的活力無處發洩，也看著他們為了課業趕場與熬夜，為各種刺激的玩樂沉迷，沒有一項不是讓父母親提心吊膽，卻又割捨不下的。這本書想提供一些與青少年朋友相關的營養訊息，讓青少年朋友們與父母親們可以選擇與調配出比較健康的食物比例，一方面供應孩子的生長生理需求，一方面也穩定孩子的心智與性格，讓孩子在這段「不是故意」的不穩定期當中，擁有最健康的食物來提供他們生理和心智的雙重需求。

這本書可以運用的年齡層涵蓋了青春期前期（約小學高年級）到大學生階段（約22歲），會比一般學理應用上的「青少年」定義時期，來得更往前後延展，主要是希望透過整個青春期前的飲食概念與習慣的導引，一直到一般大學生階段，讓孩子們都可以明確的了解飲食行為的重要性，也願意試著幫助自己的身體，運用書中提供的比例與份量的原則，提供更好的食物來源，尤其許多高中生與大學生外宿與外食的比例相

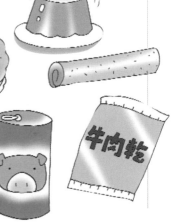

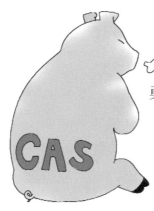

當高，一旦知道他們會聰明的選擇食物，是讓家長可以最放心不過的了，事實上，也提供了他們可以在一生中勇往直前的健康根基。

許多家長們從孩子小的時候開始，不約而同的都會特別偏重智育和才藝的發展，帶著孩子上各種才藝班，幫他們選擇不同的補習班，孩子們從好小的時候，就得在各種課後班中趕場，卻對孩子最基本的食物和營養的教育一籌莫展，又加上外食的方便，許多年輕一輩的媽媽很難有機會做出一些孩子們愛吃的拿手菜，當然，對於各個年齡的孩子到底該吃什麼、該吃多少，可能都太不知道應該如何處理，覺得只要孩子有吃飽就好了。其實，一般家長不需要把營養想得太複雜，只要好好的抓住「種類、份量、品質、頻率」四大原則，就可以解決大部分的疑慮，可是，也絕對不能輕忽了食物的影響力，因為食物會直接或間接的影響孩子的體位發育、智能學習、和情緒控制。孩子們的許多表現，都是家長們原本以為找到好的補習班幫忙，就可以拯救一切，然而卻忽略了，孩子們吃的食物才是最原始和最根本的肇因，正在身體裡發揮很重要的影響力。

書裡也就這個年齡層的幾種飲食特質，藉由八個個案故事的描述與分析，讓家長與孩子們可以了解可控制和不可控制的因素，讓雙方在這段時日

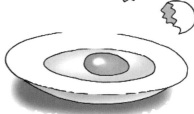

裡，彼此協調可能會歷經的過程，在「吃」的
領域中，營造一個雙贏的局面。

　　這本書同時就不同食物來源的選擇，提供
了一些建議。媒體常常提供一些黑心食物的來
源訊息，總是讓消費者人人自危，很擔心嘴裡吃的到底
健不健康、安不安全，消費者處在一個資訊爆炸的時
代，重要的消費報導卻常常被新一波更聳動的新聞淹
沒，以致後續的追蹤報導、消費者該何去何從的良心
建議，往往又被忽略。因此，回歸簡單的原則與標
準，也才能真正顯出歷久彌新的真諦。消費者還是得
回歸新鮮、不過度加工、食物來源多元化、利用官方
網站或資料，學習如何找到健康的好食物，才可以為自己和孩子們的身體
多提供一些好的食物和好的營養。

　　很感謝家人在寫書過程中的支持，出版社相關人員的協力幫忙，主編鄭
淑娟小姐的統籌與協助，讓此書可以順利付梓。僅將此書獻給摯愛的雙親
和親愛的老公，謝謝他們一路的教養和相伴，讓筆者可以有幸、將所學以
書籍的方式回饋給需要的大眾，同時祝福讀者們身心平安，享受健康。

王彥懿 2005年春 林口

目錄 Contents

 UNIT 1

給我營養，其餘免談──青少年該吃多少食物？

孩子進入「轉大人」的時段了，
面對生理的轉變，身體開始進入另一階段的發育與成熟期，
所需要的營養必須要小心謹慎選擇好的食物來源，
重要的是，父母要稍微堅持幫這些大孩子們過濾與選擇食物，
健康的食物除了可以提供完整營養素的保障，
也同時穩定了孩子腦部神經與內分泌的協調機制，
對於尷尬的青春期，無疑是最簡單與最實用的健康法則。

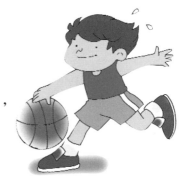

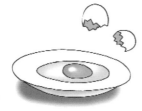

UNIT 2
聰明選擇「酷」食物

青少年朋友在選擇食物的時候，幾乎都是跟著「感覺」走，
只要感覺對了最重要，流行感夠不夠也很重要，
但是否真的是身體需要的營養，他們比較不會在乎。
其實，最酷的食物應該是可以讓身體隨時處在最佳狀態，
在這個章節中將就早餐、水分補充、一天的飲食安排等問題進行討論，
希望提供家長和孩子們一些實用的飲食概念。

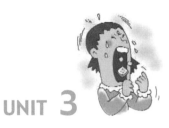

UNIT 3

吃錯了，遜！——青少年的營養問題

家長和孩子到底知不知道自己有沒有吃得很健康，
可能許多人都不敢保證，甚至心理也許覺得怪怪的，
但就是講不清楚哪裡怪、又要如何改。
這個章節中，將就青少年肥胖和青少年的飲食態度等角度，
來看他們常出現的營養問題。

目錄

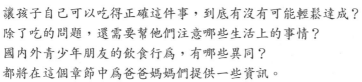

UNIT 4
健康飲食與生活

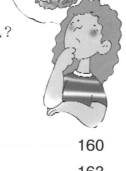

讓孩子自己可以吃得正確這件事，到底有沒有可能輕鬆達成？
除了吃的問題，還需要幫他們注意哪些生活上的事情？
國內外青少年朋友的飲食行為，有哪些異同？
都將在這個章節中為爸爸媽媽們提供一些資訊。

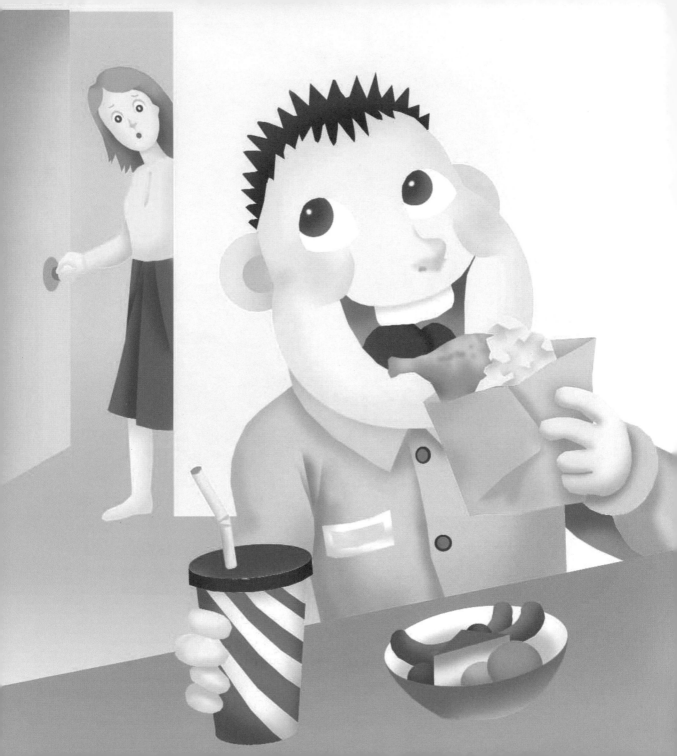

UNIT
1

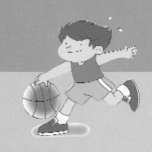

給我營養，其餘免談
——青少年該吃多少食物？

孩子進入「轉大人」的時段了，面對生理的轉變，

身體開始進入另一階段的發育與成熟期，

所需要的營養必須要小心謹慎選擇好的食物來源，

重要的是，父母要稍微堅持幫這些大孩子們過濾與選擇食物，

健康的食物除了可以提供完整營養素的保障，

也同時穩定了孩子腦部神經與內分泌的協調機制，

對於尷尬的青春期，無疑是最簡單與最實用的健康法則。

生理與心理的巨幅變化

在一生的發育過程中，青春期是最具挑戰性的一個階段，主要的原因包括了青春期是繼嬰幼兒期後，第二快速的生長發育期，因此為了充足供應身體生長需求，相對於小學時期，青少年所進食的食物份量會突然增多。其次是青少年已經漸漸發展出「自我管理」的能力，自主的意願相當高，本身的飲食習慣與生活型態，會大大影響進食的內容是否正確，因此同儕之間的相互影響，甚至是相互較勁，也都會主導著孩子們對食物的選擇方向。此外，在部分參與運動訓練的青少年，必須注意各種營養素的額外補充，才足以兼顧生長發育與運動訓練的消耗；而部分青少年因為飲食行為的偏差，導致飲食失調，造成體位肥胖或體重過輕等兩極化的問題，也需要家長們的額外注意。

不論是家長或是這些大孩子，都非常注意身高可以長多高，較大多數的女生會比較注意體重不可以太重的問題，男孩們因為有

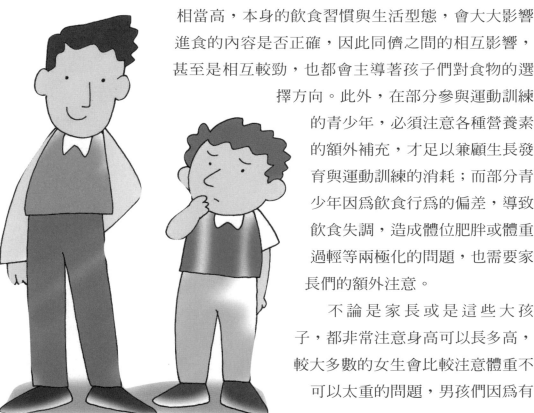

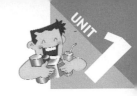

較多的運動時間消耗能量,相對之下,會對於是不是體重過重,反而危機感較低,有些會注意自己的肌肉發展是否結實,覺得這樣才有一些青少年的男子氣慨。

一般而言,小女生的青春期會比小男生提早約二年左右,尤其現在的孩子營養狀況都不錯,許多小女生可能在小學五年級的時候,就會發現她們的身高進展程度,會比同年級的男同學快一些。

小學高年級的小女生也會開始出現胸部乳房發育的情況,媽媽們可以帶著女兒們一同選購合適的貼身衣物,避免不必要的尷尬。初經的來臨,表示小女生的內分泌生理狀況已經進入另一個階段,除了需要媽媽在精神上的支持,細心的教導個人衛生用品的使用,也需要額外提醒身體自主權的認知,並訓練她們自我保護的能力。家中任何一位和小女生可以互相信任和溝通的女性長輩,都可以勝任這個工作,等到孩子已經完全接受進入青春期的事實,也已經漸漸適應生理的轉變後,還是要適時適當的提醒小女生在兩性關係的認知,家長們如果因為怕尷尬而選擇逃避討論這類的問題,往往會讓小女生們趨向和同儕討論,甚至透過網路或來源不明的書籍,獲取不正確的觀念。兩性關係的建立與協調,往往是透過家中父母親的互

動、師長經由課程活動的引導、以及在校與異性同學的互動過程中，漸漸揣摩出屬於自己的模式，過程中可能會有挫折、失望、喜悅等不同的感受，都有待小女生自己好好經歷，唯一重要的前提，需要找到一位正直可靠的長輩可以傾訴或討論，最好的對象當然是媽媽，如果因為家庭因素無法達成，還真的必須仰賴家中女性長輩或學校老師陪著一同走過小女孩的這段不穩定期。

許多家長會擔心，小女生在月經開始後，身高的增加速度會漸趨減緩。的確，如果依循國外學者的衛生統計資料，女生約在十歲左右開始身高飆高，到十二歲時達到高峰，在這一年中可能可以增高了8～10公分不等，接著生理週期開始，每年的身高增加速度會稍微趨緩，約到十六歲左右，每年身高的增加速度將降到1公分左右。而影響身高的變異因素以遺傳為主，豐富而正確的營養供應，合適的運動，都將影響孩子的體位發育，這些因素除了遺傳已經無法變動，透過後天的提早耕耘，特別注意營養與運動，應該都有明顯的助益。

行政院衛生署曾於1993～1996年間，委託中央研究院潘文涵教授與其他多位學者，一同進行「國民營養健康狀況變遷調查」研究，並依所收集的資料，統計與歸納不同年齡層間的身高、體重與身體質量指數（Body Mass Index，BMI），家長可以參考家中的少男少女的體位狀態，稍微應對一下不同年齡與性別的發展，就可以大致了解孩子們的發育狀況是否在一般範圍中，也可以免除許多家長與孩子們在同儕競爭壓力下的疑慮。

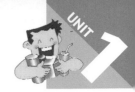

表1-1　各年齡層身高、體重、身體質量指數之平均值與標準差

年齡 （歲）	男性				女性			
	樣本數	身高 （公分）	體重 （公斤）	BMI （kg/m²）	樣本數	身高 （公分）	體重 （公斤）	BMI （kg/m²）
4	87	107.7±9.7	17.5±2.6	15.2±1.9	98	105.1±4.2	16.5±2.1	15.0±1.5
5	104	112.9±5.0	20.1±2.9	15.8±1.9	95	109.9±4.7	18.1±3.0	14.9±1.6
6	125	119.0±6.5	22.2±4.6	15.5±2.1	133	117.7±7.9	21.2±4.2	15.2±2.1
7	121	125.9±5.8	26.1±4.7	16.4±2.5	126	122.9±6.1	23.3±4.4	15.3±1.9
8	105	129.8±4.6	27.7±4.0	16.4±2.0	109	129.2±6.1	27.1±7.0	16.1±3.0
9	114	137.1±6.0	32.8±6.6	17.3±2.7	120	134.8±6.1	31.1±7.8	16.9±3.3
10	128	141.5±6.8	35.7±8.5	17.7±3.0	128	143.9±8.1	36.0±6.9	17.3±2.3
11	115	146.6±6.7	38.8±8.7	17.9±3.3	120	148.7±6.0	39.3±7.5	17.7±2.6
12	140	153.7±8.2	43.3±9.1	18.3±3.0	117	154.6±6.5	47.4±10.9	19.6±3.5
13	156	159.5±8.3	46.6±8.6	18.2±2.8	158	157.3±6.0	48.3±8.4	19.5±3.0
14	101	166.5±6.5	52.7±11.3	18.9±3.5	130	157.3±5.4	50.2±7.4	20.3±2.7
15	95	169.0±6.3	57.7±9.6	20.0±3.2	103	160.6±4.9	52.6±9.5	20.4±3.6
16	75	169.9±5.5	58.6±9.0	20.3±2.8	80	159.6±5.7	52.1±10.3	20.4±3.6
17	70	171.7±5.4	64.9±10.3	22.1±3.8	80	159.8±3.7	52.5±8.6	20.5±2.9
18	44	171.4±5.2	61.2±6.7	20.8±2.0	55	160.2±5.0	53.1±9.7	20.7±3.8
19～44	510	168.6±6.0	64.3±9.5	22.6±3.0	632	156.9±5.0	54.5±9.4	22.1±3.9

※BMI＝體重（公斤）／身高（公尺）²

◆參考資料來源：高美丁、曾明淑、葉文婷、張瑛韶、潘文涵：

台灣地區居民體位及肥胖狀況，國民營養現況（1993～1996國民營養健康狀況變遷調查結果），

第146～147頁，1998。

給我營養，其餘免談——青少年該吃多少食物？

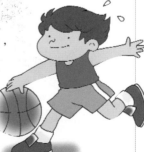

另外，家長們與青少年朋友們也可以透過參考由「中華民國肥胖研究協會」所提出的「兒童與青少年肥胖與過瘦定義」，計算一下自己的身體質量指數（BMI），就可以依照年齡與性別，判斷出體位的發育是否在正常範圍之內。許多人都只擔心體重過重的問題，擔心外觀過於臃腫而影響美觀，其實，許多少女的偶像崇拜情節，也常常導致小女生的過度節食，如果又沒有經過仔細估算所吃進去的食物到底夠不夠營養，日積月累之後，也可能會引起小女生某些營養素的攝取不足，需要家長們多多灌輸些正常的飲食營養觀念，一起加油。

　　體型意識（Body Image）的發展，在青春期的過程中是重要的一個環節，青少年一開始多半會對身體上的快速變化，先產生不適應與尷尬的情節，但在同一時間中，卻又常常暗自希望自己外觀的發展，包括了臉部與體位的變化，都可以在同儕當中居於佼佼者，這樣的矛盾心結，往往成為主導少男少女飲食取捨的重要因素之一。如果將青春期的發育過程，依年齡的發展做一個簡單的區隔，就心智發育上可以大約區分成三個階段：

前期（10～13歲）

　　非常專注於身體的變化與體型意識的評價，往往家人或親友不經意的一句玩笑話，就會讓少男少女耿

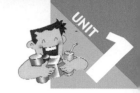

表1-2　兒童與青少年肥胖與過瘦定義

年齡 (歲)	男			女		
	過輕 (BMI≦)	過重 (BMI≧)	肥胖 (BMI≧)	過輕 (BMI≦)	過重 (BMI≧)	肥胖 (BMI≧)
2	15.2	17.7	19.0	14.9	17.3	18.3
3	14.8	17.7	19.1	14.5	17.2	18.5
4	14.4	17.7	19.3	14.2	17.1	18.6
5	14.0	17.7	19.4	13.9	17.1	18.9
6	13.9	17.9	19.7	13.6	17.2	19.1
7	14.7	18.6	21.2	14.4	18.0	20.3
8	15.0	19.3	22.0	14.6	18.8	21.0
9	15.2	19.7	22.5	14.9	19.3	21.6
10	15.4	20.3	22.9	15.2	20.1	22.3
11	15.8	21.0	23.5	15.8	20.9	23.1
12	16.4	21.5	24.2	16.4	21.6	23.9
13	17.0	22.2	24.8	17.0	22.2	24.6
14	17.6	22.7	25.2	17.6	22.7	25.1
15	18.2	23.1	25.5	18.0	22.7	25.3
16	18.6	23.4	25.6	18.2	22.7	25.3
17	19.0	23.6	25.6	18.3	22.7	25.3
18	19.2	23.7	25.6	18.3	22.7	25.3

※BMI＝體重（公斤）／身高（公尺）^{2}

◆資料來源：行政院衛生署

耿於懷好久好久，這個階段因為對本身的身體外觀還沒有建立足夠的自信心，所以非常在意「蘿蔔腿」、「水桶腰」、「航空母艦」……等形容外觀的不雅用詞，同儕同性或異性間的相互開玩笑用語，也常會讓對外觀非常

重視的孩子們，隨時處在緊張的狀態下接受訊息，因此，面對青少年朋友，他們並不是真的很難應付，而是應該透過家庭、師長或優良的傳播媒體提供正確的訊息，幫他們在過渡期中，一同體驗與正確的認識體位的變化與發展，讓他們可以用比較輕鬆自在的方式，接納生活中可容許的幽默與關懷。

　　青春期前期的孩子們多半仍處於與家庭有密切交集的階段中，這個時期的孩子與家庭的關係還算緊密，對父母或長輩的信任度也不錯，父母親的叮嚀和關心，他們也都還可以接受。這個階段其實是爸爸媽媽們自己要開始轉換教養角度的過渡期，孩子們個頭也漸漸長高了，就溝通或肢體互動

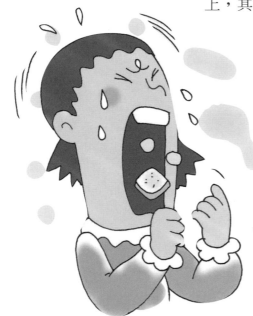

上，其實，他們已經可以開始和爸媽搭著肩，眼睛的視線也在不知不覺當中，從「由上到下」，到「水平互望」了，這個階段的孩子自我探索問題的能力增加，許多問題都有能力自己找到答案，爸爸媽媽的角色，可能不再是所有問題的解決者，但絕對要把家長的定位定義到「協助者」，開始試著把對問題的主導權，交給孩子們決定，自己則從旁關心並提供適時適當的幫忙，也分析著每一個事件的過程與結果，會讓孩子們覺得有被尊重的感覺。

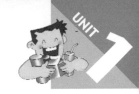

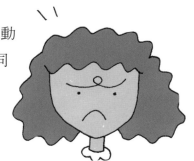

　　這些十到十三歲的孩子們，其實對同儕之間的互動有一點點不安，因爲自信心的不夠，常常容易受到同伴間的語言刺激，即使這些語言都只是玩笑性質居多，情緒還是會深受影響。同伴之間的互動，有的孩子本來語言能力就比較保守，不太願意大刺刺的馬上發表自己的觀點，日子久了，就容易被貼標籤成「安靜與順從」的一群；有的孩子領袖意識濃厚，總希望可以影響旁邊的夥伴；因爲對偶像的崇拜意識，也會模仿偶像的外型與穿著打扮，這樣的意念常常影響小女生對飲食內容的注意度，會額外注意體型的維持，但是往往都選擇了過瘦的體型外觀爲模仿的目標，如果又不知道如何聰明的選擇食物內容，也可能導致部分營養素的缺乏或不足而不自知。

　　此外，他們對自主性還存有一點矛盾情節，很希望可以趕快長大，卻又有點害怕做決定與缺乏承擔後果的勇氣，認知的能力漸趨成形，對外發展交友圈的時間與精力，都相對會比對家人的注意力來得多，家長應該試著認識與了解孩子的朋友，不僅要試著記得每個孩子的特質、脾氣、習慣，也可以試著和孩子朋友的家長互相連絡，了解孩子們的喜好與活動，有了這些事前功課，孩子也會願意和自己聊一聊他們在自己社交圈的發展，知道爸爸媽媽眞的有記下來自己曾經說過的話，會讓孩子們覺得很貼心。

中期（14～16歲）

　　這個年齡層通常在青春期的生理發育上都已經成熟，孩子也多半已經承

認與習慣自己已經轉變爲青少年或青少女的角色。同儕的互動行爲中，常常會爲這些青少年朋友們建立屬於自己族群的風格，並且因爲歸屬感的認同，一同活動的青少年會樂於遵循族群的規範或習慣，換句話說，他們受到所認同的族群影響力可能遠大於家庭的意識形態，雖然家庭的價值觀仍然在腦海中，但是屬於青少年的專有用語或行爲習慣，可能會爲這些青少年朋友們帶來一些衝擊與變化。

也有些研究指出，這個年紀的孩子會對長輩的觀點產生質疑，會覺得世界的變化如此快速、資訊爆炸的衝擊讓自己也可以懂很多，不見得爸爸媽媽說的一定是對的，如果家長在前期階段已經認知自己的定位是在問題的協助者，而非問題的解答者，對於這樣的過渡期適應上，會更容易坦然與溝通，理解孩子們獨立自主的能力與意願，並且從旁協助，適當的放手，可能更可以讓孩子對家庭的歸屬感與責任心更重，而不是純粹的壓抑或者只是限制而已。

處於青春期中期的孩子們，會視「獨立自主」爲很重要的一個意識形態，可能會有一陣子處於「爲了反對而反對」的意識衝突中，對父母親的耳提面命雖然心裡有一點知道是對自己有好處的，但是爲了朋友之間的意氣與默契，通常還是會選擇和朋友做相同的選擇，這種矛盾的心態需要一點時間讓他們自己調整與舒緩，但仍要關心孩子走的大方向是否正確，交友圈是否安全，撥出

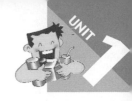

時間和孩子一起運動、看電影、做一些健康的休閒活動，也讓孩子們發發牢騷。

　　因為孩子的同儕意識高於家庭意識，在食物的選項上，對家中所供應的正常菜色，不免會出現抗拒或排斥，往往就喜歡與同學或朋友逛速食店、冷飲店、或選擇比較多的高熱量零食。就現實狀況下，當然無法要求每位媽媽都變成五星級飯店的主廚，可以隨時調配出色、香、味都頂級的菜色，可是就衛生條件與食物種類的攝取比例上，媽媽們應該有自信可以做得到，讓孩子們可以在吃的部分多加強，至於飲食攝取的種類與份量上的建議，會在之後的段落有詳細的說明。

後期（17～20歲）

　　屬於青春期後期的大孩子們，就體格上幾乎已經類似成人了，對自己的體型意識多半也都完全建立，經過前面的尷尬與不安，在這個階段再看自己的身體，也都漸漸習慣了。有的大孩子會透過飲食或運動的控制讓自己的體格更符合自己的預期，有的也懂得利用服飾與裝扮修飾一下身體的線條，因為個性的越趨獨立，自己照顧自己的比例越來越高，是否從家庭觀念中得到正確的飲食態度，在這個階段可以略窺一二。

就心智成熟度上，後期的大孩子仍然持續在獨立自主的考驗中奮力向前衝，在狂飆期（storm and stress period）中，許多尋求刺激和訴求感官的娛樂，都會讓這些大孩子們躍躍欲試。尋求獨立自主的過程中不免要承擔風險，有些風險是可預期的，例如參加社團、人際溝通與互動、也許也包括與異性朋友的交往；有些風險則危險度相對增高，例如反抗規範、翹課逃學、抽煙、喝酒、藥物濫用、或暴力行為……等。引導青少年參與健康導向的社團，或邀請青少年參與公益活動，都可以讓青少年朋友們看到並體驗生活的另一種空間，也同時紓發了過剩的體力和精神，如果已經開始出現疏離道德規範的行為，父母與師長還是要依照不同狀況謹慎處理，才不會讓這些大孩子們和自己漸行漸遠。

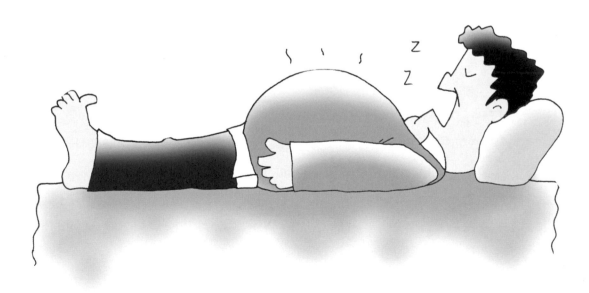

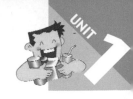

吃得健康，就從「質」與「量」開始

如同前面章節所提到的，因為發育的快速，各種營養的需求量也會非常大，相比較之下，一個人的一生當中，可以吃最多的時期，就屬青少年階段了。行政院衛生署依照國人青少年發育所需要的營養建議，訂定了「青春期每日飲食指南」，如果與小學生時期相比，就可以明顯觀察出份量上的差異性。

表1-3　學齡期與青春期之每日飲食指南

食物種類	6～9歲 （小一到小三）	10～12歲 （小四到小六）	13～20歲 （國一到大學）
五穀根莖類（碗）	3	4	4～6
蛋豆魚肉類（份）	3	3	4～5
蔬菜類（碗）	2	2	3
水果類（個）	2	2	2
奶類（杯）	2	2	2
油脂類（湯匙）	2	2	3

足量的五穀根莖類

　　首先先從食用份量最多的主食類食物開始看起，主食類（五穀根莖類）是提供每日基本的新陳代謝、支付青少年大量運動消耗的最主要熱量來源，對於處於高基礎代謝率，生長又快速發育的階段，透過多元豐富的五穀根莖類食物來供給孩子的熱量所需，是最健康與方便的了。就運動量大的男生而言，早餐時間吃了饅頭後還可以再多吃一個三明治，才覺得有飽

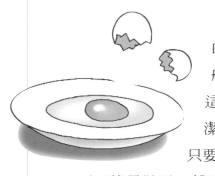

的感覺，午餐和晚餐時各吃兩碗飯，可能不足為奇，一般的餐盒所含有的飯量，也多半在一碗半到兩碗之間，這些大男生只要有運動，一個餐盒的份量是可以立刻清潔溜溜的。除了份量已經很充足的正餐之外，許多青少年只要一空閒下來，就會找東西吃，即便不是正餐時間，一方面可能是肚子又餓了，一方面也可能只是嘴饞，嘴饞時候所選擇的零食點心也提供了相當的熱量，雖然口味豐富，還是得注意一下食用的頻率與份量，否則高油脂、高鹽分或高糖分的零食，對往後的飲食口味習慣，可能會越吃越重，也相對會促成部分慢性疾病的發展。

一般的青少女礙於體型意識的牽絆，多半會稍微克制一下進食的份量，又常常聽長輩或廣告中的說辭：「吃飯會變胖」、「不吃飯就會瘦」等以訛傳訛的錯誤概念，一旦想控制體重時，就會先選擇不吃主食類，改吃許多水果取代。其實，水果的纖維、維生素、礦物質與植物營養素雖然都好，但它可供應的熱量卻一點也不低，如果沒有小心的計算一番，可能所吃進去的會遠超過自己的預期熱量。

如果以每天四到六碗的白飯份量，其實可以取代成非常多元的主食類食物，食物的準備來源越多元，其實對於不喜歡一成不變的青少年朋友而言，剛好可以應付他們想變就變的心理需求。下列所陳述的就是一般常見的主食類的替換食材和份量的概念，可供家長與大孩子們自己斟酌選用一番，每個家庭的食用習慣也會有所不同，為了簡便起見，大多數仍然用「中式飯碗」推估的容量計算單位為主，以方便做視覺上的推算。

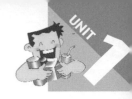

簡易的主食類食物代換份量

一碗飯＝1個台灣饅頭＝半個山東饅頭

　　　　＝1碗熟馬鈴薯＝1碗熟芋頭＝1碗熟地瓜

　　　　＝1碗熟紅豆（不含湯和糖）＝1碗熟綠豆（不含湯和糖）

　　　　＝2碗白粥（濃稠度適中）＝2碗熟麵條＝2碗熟米粉＝2碗熟冬粉

　　　　＝4片薄（全麥或白）土司（約100克）＝4個小餐包（約100克）

　　　　＝4片芋頭糕（約240克）＝4片蘿蔔糕（約200克）＝140克豬血糕

　　　　＝8張春捲皮（約120克）＝12張餃子皮（約120克）

　　　　＝28張餛飩皮（約120克）＝12片蘇打餅乾（約80克）

　　　　＝2支約14公分長的玉米棒＝1碗罐頭玉米粒（約280克）

　　　　＝540克南瓜（未去皮和籽）＝440克山藥（未去皮）

　　　　＝200克菱角（約28個）＝半斤荸薺（約28個）

　　　　＝200克栗子（約24個）＝35～40個小湯圓（未包餡）

　　　　＝12湯匙燕麥片（約80公克）

　　　　＝2碗米苔目（約240公克）

　　　　＝100克乾麵線

　　　　＝80克乾通心麵或義大利麵條

　　　　＝12湯匙麵粉（約80公克）

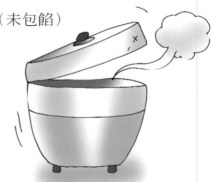

　　　　＝7湯匙西谷米（乾重約80公克）

　　　　＝半個飯糰＝1個燒餅＝1塊泡麵（乾重約60克）＝1根油條

如果以常用的正餐主食類，大致還是以早餐中的土司、饅頭、麵包，午晚餐中的飯、麵等較爲常見，當然，許多根莖類食物同時入菜或做湯，所以可以大致分配一下一天內可以吃進的主食類份量：

表1-4　青少年一天的主食類建議

餐次	範例一	範例二	範例三	範例四
早餐	1個台灣饅頭	1份燒餅油條	三明治土司（3片）	4片蘿蔔糕
午餐	1.5碗飯	約2碗熟麵條*	1.5碗白飯	1.5碗白飯
下午點心	1個波蘿麵包	1塊豬血糕	1碗綠豆湯	什錦剉冰**
晚餐	1.5碗飯	1.5碗白飯	18個水餃	義大利麵
小計（折合成白飯碗數）	4.75～5	5	4.75	5.5

◆說明：*這裡所用的碗容量爲一般中式飯碗的容量，如果以坊間所販售的湯麵中所含有的熟麵量，麵體單獨部分就大約是二又四分之一碗到二碗半間的份量。

　　**市售的「剉冰」是青少年朋友夏天的最愛，其中所含的各種材料除了水果蜜餞、濃縮果汁和煉乳外，幾乎都屬於主食類的範疇。

　　這些範例的份量推算後，都大約介於一天吃了4.5碗到5.5碗的主食類，比較屬於大男生的食用份量，如果是少女的運動量或食量都沒有這麼大，可以在每一餐次稍減一些，維持在一天內至少約有3碗主食的份量，才夠應付身體發育與新陳代謝的需求。許多女孩子會太在意不正確的傳播媒體所散播的減重訊息，非常刻意的避免吃飯或麵等主食，可是又忍不住面對巧克力、冰淇淋等高油脂和高熱量甜點的誘惑，這樣的平衡點判斷，其實是有一點弔詭的，所以，父母親與學校師長們甚至是官方，都該盡自己的一份力量，努力導正這種不正確的飲食觀念才是。

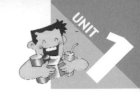

給我營養，其餘免談——青少年該吃多少食物？

如果拿中式飲食與西式飲食來相比較一下，消費者會很輕易的發現，中式料理在主食類的應用上非常廣泛，而且每一種料理上了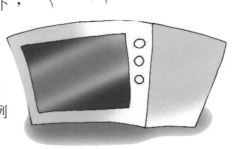餐桌都可以獨佔一方，各種飯類、麵類、麵點類、點心類……等，都非常美味可口，例如：各種炒飯、肉粽、甜粽、燴飯、粥品；各種湯麵、乾麵、涼麵；各種港式點心、餛飩、湯包、肉圓、湯圓、甜包子、鹹包子、餡餅、月餅；還有各式各樣的麵包、蛋糕與點心。如果看看西式的主食類，常用的主食部分會有炸薯條、烤馬鈴薯、燉飯或焗烤飯；麵類的部分會有各種義大利麵或通心粉的料理；點心類也許傳承了數百年的歷史口味，但是總與高油脂和高糖分脫離不了關連。所以對於青少年朋友而言，生長在講究吃的華人世界中，應該是非常非常幸運的一件事，如果又住在都會區中，對於這些目不暇給的選擇，往往煩惱的是不知道要選什麼才好。琳瑯滿目的選擇中，家長們要把關的就是「品質」與「份量」兩大項重點：「品質」部分，不僅包括了食材本身的營養結構是否合乎孩子的需求，也要注意商家製備餐點與供餐的環境是否衛生安全；「份量」部分，對親子之間會是一個相當矛盾的情節，因為長久以來灌輸的觀念，孩子要吃很多很多，才會長得比別人強壯和健康，但是要多到哪一個臨界點，才可以同時顧及孩子的健康，又避免了健康危機，可就不是每位關心孩子的家

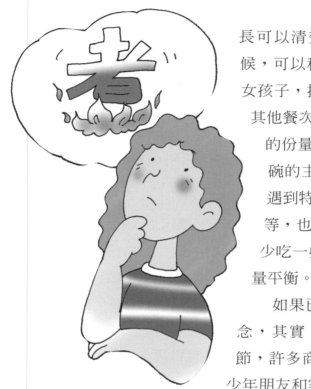

長可以清楚的判斷。其實，在陪同孩子外食的時候，可以利用餐廳內的餐具作份量的估算，如果是女孩子，把一天中的3～4碗飯的份量，扣除或預留其他餐次想吃的份量，就可以了解這餐中可以進食的份量大小；如果是男孩子，就可以用約一天五碗的主食類份量加以推估。當然，不免常常會遇到特別喜歡的菜色，例如義大利麵或日式拉麵等，也許可以在當餐多吃一些些，但就得在次餐少吃一些些，如此一來還是可以獲得比較好的份量平衡。

　　如果已經漸漸習慣了「品質」與「份量」的概念，其實，還有「頻率」也是非常重要的一個環節，許多商家發展出「吃到飽」的行銷策略，對青少年朋友和家長們真的是一項致命的吸引力，大多數會造訪這類餐廳的家長，看準了可以撈本的利基點，食物又多元化，不怕孩子挑剔，因為總會有一些是孩子愛吃的菜色，家人也不必採買菜色、也不會把廚房弄得一團亂，就直接帶著孩子全家大小狂吃一番，從冷盤到主菜、從湯品到糕點、從飲料到冰淇淋，事實上真的是讓一般人很難抗拒得了。因此，「頻率」的掌控至少是家長們可以做到的一件事。有人也許會質疑，這些大孩子會吃本來就天經地義，應該不需要限制到多嚴格吧。其實，飲食文化和飲食習慣的建立，所該注意的環節不只是一個餐次內吃得

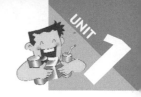

好不好、一天內吃得夠不夠或對不對，而是該告訴孩子正確的飲食內容與習慣，如果他們已經習慣大魚大肉，也會犧牲掉主食或蔬菜和水果可提供的其他珍貴營養素；如果他們只習慣吃口味豐富的菜色，相對的吃進去高量的動物性脂肪和鈉鹽，甚至是各種食品添加物的機會也會越來越多，而且最重要的是，小時候就養成的飲食習慣，年紀越大會越難改變。這也是許多事業有成的成年人，因為身體開始出現微恙，才驚覺應該回頭省思年輕時代的飲食是否過量或不當的過程。如果可以的話，父母親最好在孩子小學期間就把飲食習慣建立起來，進入青春期，他們的味覺仍然靈敏、營養基礎比較穩固，也會比較聰明的選擇外食的種類與頻率，這樣的投資，絕對會比上名貴的補習班來的有用，因為孩子的腦神經、身體的各個相關器官和功能、情緒的發育與內分泌的架構，都正往上穩健的發展當中。

優質的蛋白質類食物

　　蛋、豆、魚、肉類食物對於發育中的青少年朋友非常重要，青春期階段的快速發育，需要許多優良的蛋白質食物提供建造身體組織與器官的原料，這些優良的蛋白質就必須從蛋、豆、魚和肉品中充分獲得。許多青少年對於肉品的攝取，品質的問題遠大於取用量的問題，例如他們對於炸雞與漢堡等高油脂含量的肉品往往欲罷不能，對於香甜美味的招牌口味塑造出的品牌忠誠度，乾淨明亮的用餐環境，都非常

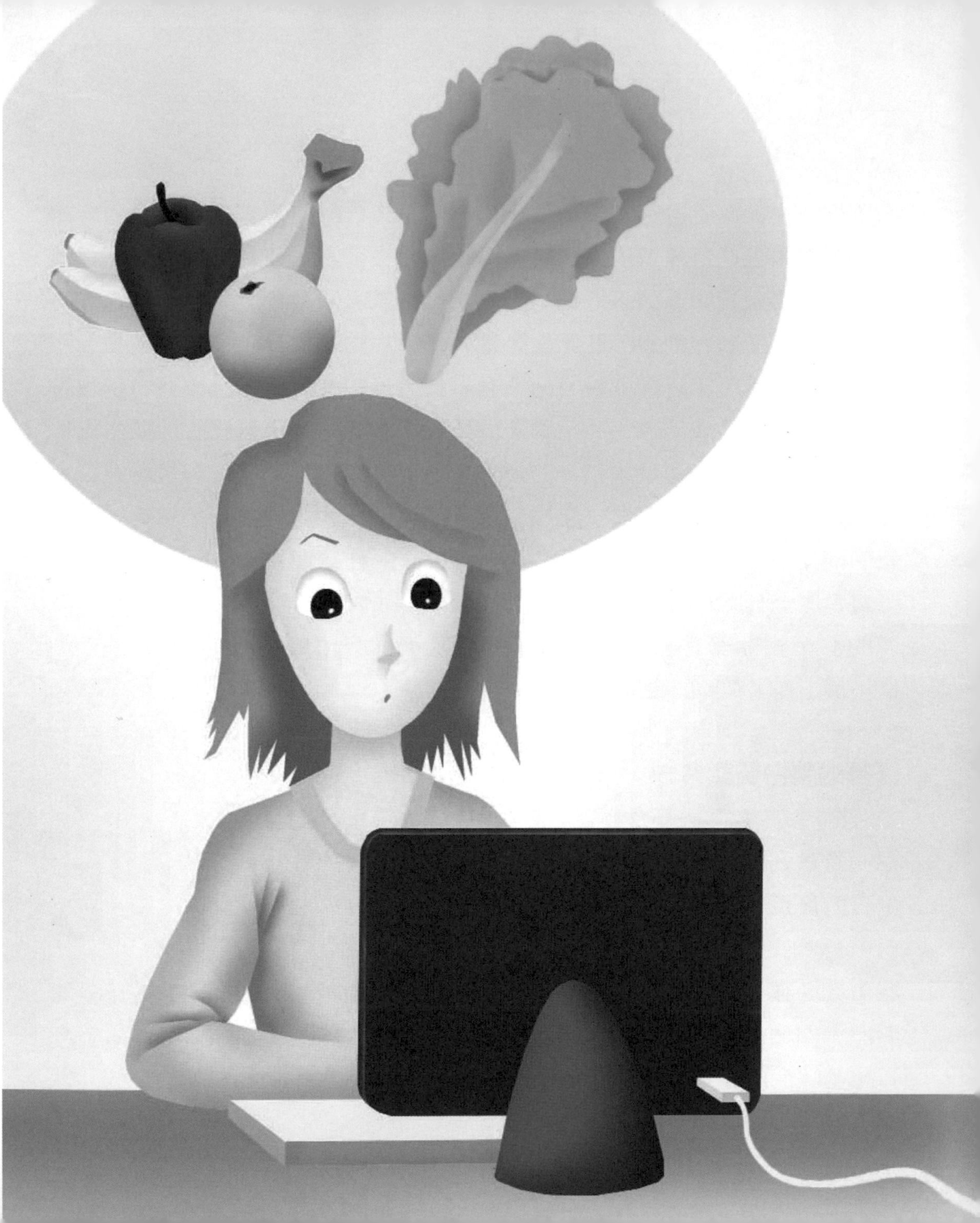

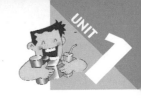

適合青少年朋友們聚餐享用，只是使用的頻率與時機的選擇，需要這些大孩子們與家長們多多關注。當然，美味的食物不需要完全抗拒，否則未免太不近人情，反而讓孩子們誤會到底爸爸媽媽反對的是甚麼，只要讓孩子注意食用這類食物的頻率不要太多，單次內的食用量也不要過多，在不影響生理負擔的健康前提下，偶爾稍微滿足一下心理對這類食物的需求，並不需要太過苛責。

一般而言，如何去判斷蛋白質類食物是否屬於高品質的蛋白質來源時，是以這個食物中所含有的胺基酸種類和比例來衡量的。胺基酸是構成蛋白質的最小結構體，在自然界中可發現的胺基酸約有50種以上，但是存在於蛋白質中，且常常被營養學家或生化學家提及的，只有22種胺基酸，藉由這些不同的胺基酸再進一步組合成不同的蛋白質結構，進行各種重要的生理功能、也架構出人體的生理結構。人體內有一些胺基酸是沒有辦法透過身體自己製造出來的，一定得經由食物的補充獲取才能得到，這些重要的胺基酸就被稱爲「必需胺基酸」，包括了纈胺酸、白胺酸、異白胺酸、酥胺酸、甲硫胺酸、離胺酸、苯胺酸與色胺酸等8種。而對小嬰兒而言，因爲生理機能尚未發育完全，身體內部無法合成足量的某些胺基酸，這些胺基酸就被稱爲是「半必需胺基酸」，例如組胺酸與精胺酸，也必須小心從母乳或配方乳品中獲得，可以讓小嬰兒的發育過程更加完備。如果某種食物內所含有的必需胺基酸種類越多，比例也越高，可以被人體消化、吸收和運用的比例

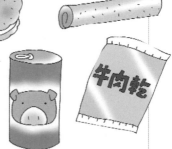

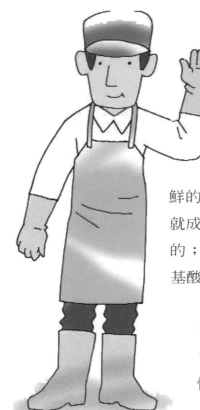

越多，就可以稱為是一個優良的蛋白質食物，如果某一食物內同時含有豐富的8種必須胺基酸，營養學者們就定義它們為「完全蛋白質」，也被稱為是「高生物價蛋白質」。一般而言，動物性的蛋白質食物，例如：各種新鮮的蛋、鮮奶、肝臟都含有豐富的必須胺基酸，因此就成長發育期的需求中，這些食物都是必須定期補充的；肉品中因為筋的比例不一，多少會影響了必須胺基酸的佔有比例。

整體而言，動物性的食材所含有的必須胺基酸含量，會比一般的植物性食材所含有的量更豐富，因此，以蛋白質這個營養素的訴求點，動物性食物的蛋白質營養價值是比較高的。

但是，植物性族群倒也不必因而洩了氣，因為黃豆、各種穀類的胚芽、一些核果和酵母類食物中，也同時含有了豐富的完全蛋白質，因此對於因為宗教或環保因素而選擇素食的族群，就必須多多利用這些食材來取得身體所需要的重要胺基酸。其實隨著臨床證據的探索，一般學界也都推崇，即便是以攝取肉類為主的族群，也都可以考慮常常以黃豆、各種穀類的胚芽、一些核果和酵母類食物等食物，來獲取身體的蛋白質需求，主要的原因在於，動物性的食物本身會含有動物性脂肪，長期過量的食用，對心血管的健康威脅較大，也同時會有膽固醇是否攝取

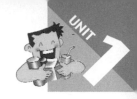

過高的問題，所以聰明的選擇食物種類和頻率，都是家中大大小小可以做到的，尤其是掌廚的媽媽們，更得要有多一些選擇食材的概念，幫一家老小配出好菜色。

在選擇肉品來源的同時，在安全度上的考量與判斷，常常是家庭主婦們最花腦筋的一件事，隨著畜牧業的發展，各種提供肉品的豬、牛、羊、雞、鴨、鵝……等等動物，從育種、生長、到屠宰過程，都有太多需要消費者關注的議題了。尤其中國人又是特別喜歡利用各種動物內臟入菜的民族，需要非常注意藥物殘留在腺體器官的風險，例如：肝臟和腎臟。

一切在講究效率的前提下，各種畜產動物在養育過程中，為了避免因為養殖密度過高，容易彼此傳染病菌，而導致畜產動物的損失，農場都會「主動」添加一些抗生素在飼料當中，以大量降低動物之間的群聚感染。這樣的過程，就好像讓小朋友從小就習慣吃進抗生素，美其名是可以增加小朋友的抵抗力，可是也同時增加了各種細菌對抗生素的抗藥性，變得更頑強，對於真正出現病症時，原有預計的抗生素功效，卻一點都沒有施展出效果，因為聰明的細菌為了繁衍和生存，也會想辦法修正自己的遺傳物質，讓自己的後代變得更具有防禦性與攻擊性。這樣的過程，讓一般養殖場在使用抗生素的力道越來越猛，就

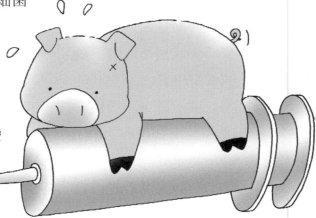

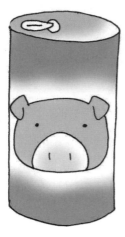

是想下猛藥去遏止頑強的病菌蔓延。所有的藥物在身體裡的代謝過程都非常類似，無論在動物體或是人體內，一定得透過辛苦的肝臟進行活化（使藥物的功能開始發揮）、去毒性（讓藥物稍微減低毒性，只針對特定預期功效發揮作用，避免傷及無辜細胞或組織）和完全代謝（消除殘餘的毒性，避免藥物毒性持續在體內作用）。以豬隻為例，牠的生長期約可以依年齡區隔成四個階段，分別為保育期、仔豬、中豬和成豬，豬隻和小朋友一般，也是在年紀較小的時候因為抵抗力尚未完備，才屬於患病高危險群，理想狀況下，養豬場應該有合格的獸醫師駐場，隨時監測豬隻的健康狀態，只有在豬隻出現異狀時，才可以給予藥物治療，就好比正常人的用藥觀念一般。另外也必須透過整潔乾淨的豬隻飼養環境，讓豬舍空氣流通，水質和飼料都合乎衛生，自然就可以大大降低豬隻生病的可能性，對用藥上的取捨，也將比較符合豬隻體內肝臟的代謝程序。比較講求衛生概念的養豬公司，會在豬隻進入成豬階段時，就開始盡量避免再施打抗生素，如此一來，豬隻成長到屠宰階段的期間（約2個月之後），肝臟也差不多把體內殘餘的藥量都代謝完畢，就可以提供消費者一個健康、營養、無藥物殘留的豬肉和器官可供烹煮和食用。這樣繁複的過程，成本往往高得驚人，一方面硬體的設備、進水與廢水的處理，都需要非常注意細節，單是設備的材質，為了避免細菌的滋生考量，容易清洗、不會有藏污納垢的病菌死角，都比傳統印象中的豬舍，高級太多太多了，簡單的說，前者是屬於六星級的豬隻飯

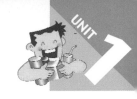

店，後者就讓消費者自行評量了。而就軟體方面，全公司工作人員的凝聚共識，從管理階級、獸醫師、到現場工作人員，也都有一套完整的操作流程和遵循守則，如此一來，可以在一旦發生問題時，立即找出豬隻的問題點，而避免問題擴延。而每隻豬隻也有高標準的待遇，因為要詳細紀錄每一隻豬隻的飲食紀錄、用藥紀錄，過程就好比幫豬寶寶們寫日記一般，並不是一般想快速獲利，只求量大但不夠精緻的養豬產業可以確實做到的。這種供需的平衡點，其實非常弔詭，因為消費者一般的心理對於購買的商品會先比價格，再考慮品質，在低價格策略的行銷導向下，養豬業者只好將成本直接反映在豬隻的養育過程，只要可以要求快速、豬隻「平安」長大，都是可以嘗試去做的。

表1-5　飼料豬的年齡和體重

發育期	年齡（月）	體重範圍（公斤）
保育期	0～1個月	約6～15公斤
仔豬	1～2個月	約15～35公斤
中豬	2～3個月	約35～60公斤
成豬	3～6個月	約60～120公斤

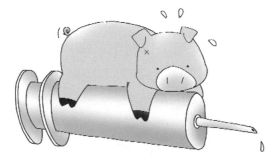

　　反觀日本，透過日本美食節目的介紹，消費者的心目中，不免會偶爾羨慕起日本人因為對事情的執著，終極一生，只想把心目中最高的目標完成，養出品種最好的豬，讓豬隻散步、為每一隻豬建檔紀錄，即使已經長大成「豬」，為了肉質的鮮美，也會讓牠們到一定的體重和年紀才會進行屠宰，更不用提及在養育過程中，費心計算的飼料比例和紀錄，整個繁瑣而

辛苦的過程，就只為了提供一份一定油脂比例和口感的豬肉。安全和衛生、可口和好吃，都是日本人對豬肉品質的基本要求，之後才會考慮價位和是否方便主婦們料理，這樣的要求標準，對於細節和過程都斤斤計較的業者，反而是可以存活的，因為在有高標準的要求下，品質和衛生的保障，可以被列在首要順位遵循，而且覺得理所當然。

　　如果單純只為了追求快速，有的業者可能還會添加生長激素到飼料當中，使豬隻的體重可以快速發展到成豬期，因為養育豬隻的過程拖得越久，所消耗的飼料成本更驚人，就整體的產能和經濟效益並不有利。這樣的豬肉肉質可能會比較鬆軟，因為豬隻並沒有足夠的運動並讓肌肉發展成比較緊實的時機，又加上沒有足夠的藥物代謝緩衝期，殘留於肉體內的生長激素會讓食用者也誤食了，所以讓許多非常喜歡吃肉的小學生，他們的第二性徵都比預期中更提早出現，這樣的代價，都必須讓產業界與營養界一同找出好的平衡點與更好的解決之道。

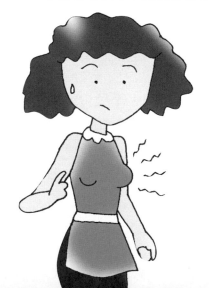

　　屠宰的過程也是非常有學問的，雖然政府機關已經推行電宰和冷凍、冷藏肉品多年，可是，現今仍約有六成以上的豬隻還是採用人工屠宰，為什麼，因為又是另一個消費意識導向的產業選擇，許多家庭主婦因為傳統的觀念，仍然喜歡到傳統市場挑選溫體豬肉，覺得可以親自選擇想要的種類和部位，也相信自己的「眼力」。之所以要推行電宰，主要是考量了「豬權」和衛生安全，

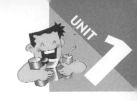

因為電宰的屠體方式是採用懸吊式的，在電暈讓豬隻失去知覺後，才會進行放血讓豬隻死亡，豬隻可以在比較沒有痛苦的過程中往生。而懸吊的過程，主要是為了可以將有經濟價值的豬肉、特定器官切割和拆除，但絕對不會受到腸道中的排泄物或血水污染，可以確保豬肉的品質。屠宰後的清洗、降溫預冷，都是確保肉品不會受到微生物污染和滋生的最佳保障，因此，一旦合乎所有的操作流程，衛生單位將核發CAS的認證標誌。

　　所謂CAS指的是Chinese Agricultural Standards的字首，表示「中國農產品標準」，國內少有人將其譯成中文使用，因為CAS太好記了，就連其專屬的識別標章，都以紅色的線條標示，非常醒目。其實，國內對於食品的認證從1986年開始，就有優良肉品的「小豬紅鼻子」的識別標誌，1988年開始試辦「優良冷凍食品」，1990年開始試辦「優良果蔬汁」，並以「鄉間小路」的白底綠字為識別標記。歷經1989年～1992年間的雙標誌過渡期，也就是CAS與各種類別產品的標誌並列，從1994年起，開始列出單一識別標誌，但以編號區隔不同類的產品，如此一來，方便消費者對單一形象標記的認知與選擇，在獲得消費者認同之後，也更有利於廠商願意朝產品品質安全性繼續努力。

　　整體而言，行政院農業委員會從1989年完成CAS認證制度，推動認證的目的，就是希望可以藉此認證，提升農產品、畜牧產品、水產品和它們的各種加工食品的品質，使生產者可以透過輔導轉型，提供更良質穩定的產品，販賣者可以選擇更具有競爭力的各式農產品，以增加本身的信譽，而最

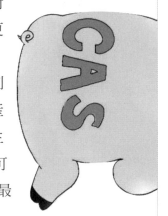

給我營養，其餘免談——青少年該吃多少食物？

大的受惠者，其實是廣大的消費者，消費者只要認清標誌，就可以放心的選購商品，無非就是透過「CAS優良食品發展協會」、農業委員會與政府衛生部門，共同為消費者的食品衛生，提供第一線的保護與監督。可以申請CAS優良食品必須有基本門檻，這些食品的品質和所含有的成分與規格，一定得先符合CNS國家標準，而生產與製備的過程，全程都必須符合「食品衛生管理法」的規範，不能存有僥倖或隨便的心態，所生產的成品必須有安全完整的包裝，並在包裝上依照食品衛生管理法的規定，誠實標出，字型也不能太小，對小朋友和老人家都不利閱讀，有魚目混珠的嫌疑，而整個CAS優良食品的認證，最主要就是針對國產的農產品、水產品和畜產品為食品製造的主要原料，以強化國人對國產品的信心，也藉此認證的管理和追蹤，提供一定安全品質的產品給國人消費者，達到一個雙贏的目標。所以，進口食品是不會出現CAS的識別標章的，有的不肖業者，往往覺得消費者會搞不懂什麼標章代表了什麼含義，就把未經申請的標章想標就標，藉此哄抬自己產品的價值與價格，如果經銷商也沒有追根究底的精神，沒有確認產品的誠信度就任意販賣，最後吃虧的還是一般消費者。

為了保障消費者的健康權益，農業委員會、衛生署與CAS發展協會，每年都會不定期的透過食品檢驗專家，抽檢已經申請認證的

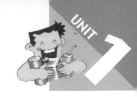

CAS優良食品工廠，舉凡從廠房製備設施、所採買的食品相關原料（包括了主原料、副原料與各種安全合法的食品添加物等）、生產過程的管理和控制流程都會一一檢視，當然也會對所生產的成品進行抽檢化驗，以確保產品的安全無虞。至於通路與賣場，只要有販售食品，也都必須受到衛生單位的監督和抽檢，這些過程無疑就是想替消費者的健康做最基本的把關。

到目前為止，CAS優良食品雖然以統一的識別標誌印製在各種商品包裝上，可是消費者可以以其編號，約略判斷出是真是假，目前共有12大類優良食品，CAS的編碼共有六碼：第一和第二碼是產品的類別編號，第三和第四碼是生產工廠的編號，第五和第六碼表示產品編號。

表1-6　CAS優良食品的產品類別編號

編號	01	02	03	04	05	06
類別	肉品	冷凍食品	果蔬汁	良質米	醃漬蔬果	即食餐食
編號	07	08	09	10	11	12
類別	冷藏調理食品	生鮮食用菇	釀造食品	點心食品	生鮮蛋品	生鮮截切蔬果

◆資料來源：中華CAS優良食品發展協會

一般消費者看到這麼多種類別，一定會覺得自己怎麼有辦法可以記清楚這些編號和類別，基本上，我們只是單純的消費者，很難在購買的時候真的去找出標示的問題，可是卻可以將從賣場買回的各種包裝食品，在返家後對照一下類別表格，如果出現了錯誤或疑慮，就可以對這家廠商的誠信提出質疑，下次再購買同類商品時，也可以採用刪去法，利用曾經有的不良購買經驗，提醒自己不再選購該品牌或該公司的產品。

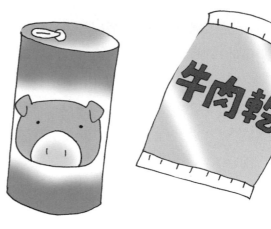

　　這樣的動作看似無聲，也沒有立即效應，但如果每位家庭主婦或採購者，都可以行動決定自己的飲食採買，其實對廠商就是最大的監督功能了。

　　十二大類的食物屬性完全不同，為了管理與落實推廣，「中央畜產會」負責了優良肉品和生鮮蛋品兩個項目，「行政院農業委員會第二辦公室」負責了良質米的監督和控管，「食品工業發展研究所」則掌管了其餘九大項，各司其責的前提下，也相信在相關技術與規格的認定標準，將是更有利於消費者層級的。

　　許多家庭主婦仍然不習慣購買具有CAS優良食品標誌的冷藏肉品、冷凍肉品和各種加工品，可能有幾種因素：

　　1.覺得溫體豬比較方便調理：因為份量與部位，都可以隨著當日菜單隨機挑選。

　　2.信任認識已久的豬肉販賣商：許多主婦只認定一位販賣商，覺得他提供的豬肉品質最安全和好吃。

　　3.不喜歡使用冷凍肉品：擔心解凍後會影響肉質口感，也不喜歡解凍的耗費時間。

　　4.因為居住地區不方便選購冷藏或冷凍肉品：大部分會供應CAS優良肉

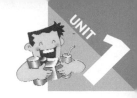

品的區域，仍然以都會區為主，因為賣場也必須同樣具有冷藏與冷凍的設備，才可以安全保存肉品。對於鄉鎮區域，除非有大型賣場進駐，否則可選購的機會並不大。

5.溫體豬肉可選用的臟器與部位，更多樣化：中國人真的是非常喜歡調理和食用動物的內臟，一般CAS優良肉品的品項，主要仍然以不同部位的肉品進行切割與包裝，對於腦、腎、心、腸子、豬肚……等內臟類產品，除非經過完全的清洗，很少會在通路上找得到。

如果主婦們因為這些習慣，而選擇傳統市場，也必須很小心的注意一些細節，藉此評斷傳統肉攤的產品品質：

1.貨品的流通率高：一般肉品只要存放在室溫下，每一小時約可以讓肉品內的細菌數量繁殖一倍，如果肉攤的生意不好，就會把多餘剩下的肉品製成香腸等加工品，也會造成另一種食品衛生的疑慮。

2.早一點買，並立即返家冷藏或冷凍：無論是上午的傳統市場，或是當今配合職業婦女的作息而衍生的黃昏市場，都必須先了解肉商的營業作息，趁一開張就立即購買需要的份量，並且立刻冷藏或冷凍。許多主婦會利用上市場的時間，聊聊天，逛逛街，但是菜籃中的肉和魚是受不了這般的折騰的，留在室溫的時間越久，更容易增加肉品腐敗的機會。

3.觀察肉攤老闆的衛生習慣：老闆會穿著不透水的塑膠圍裙，陳列架、各式刀具、砧板、磅秤、包裝材料、絞肉機等，都乾淨衛生，而且用水習慣良好，並主動清理陳列架或操作檯面的血水。

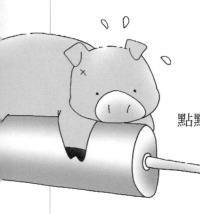

　　如果在傳統市場採購時可以注意這些，至少可以稍微降低一點點食品衛生的風險。而同樣的，在具有冷凍和冷藏處理能力的大賣場的工作人員，和周邊環境的狀況，也都需要一定的基本標準：

　　　　1.工作人員穿戴標準衣帽、雨鞋、不透水的塑膠圍裙、手套。

　　2.生鮮肉品和熟食區必須完全分開，在各自獨立的展示區域販售。

　　3.冷藏設備必須控制在攝氏5度以下，冷凍溫度必須控制在攝氏負18度以下。因為部分賣場會採用開放式冰櫃，更要注意冷空氣的流失與一定冷度的維持。

　　4.所有的商品必須標示清楚，尤其是生產日期與有效日期，以提供消費者參考。

　　5.部分賣場為了降低成本，會將快過期的肉品改頭換面一番，醃製成各種口味的調味肉品，的確，醃製的過程可以延長肉品的保存期限，但是最好是在肉品一切割成小部位時，就馬上醃製，可以將原有的保存期限由3天延長至5天，如果已經快過期了，表示細菌的含量會略高，肉質也會變差，這時候才進行醃製，就肉品的品質而言，安全度將遠遠不如預期。

　　在此（表1-7）也提供各種肉品的保存期限，讓主婦們可以在採買和使用肉品時更有些概念，可以讓辛辛苦苦挑的肉品，在最良質的狀態下烹調和食用。

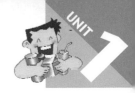

表1-7　肉品保存期限參考表

肉品名稱	冷藏溫度（攝氏2～4度）	冷凍溫度（攝氏負18度以下）
生鮮豬排、豬肉	3～5天	4～6個月
生鮮牛排、牛肉	3～5天	6～12個月
生鮮羊排、羊肉	3～5天	6～9個月
生鮮小牛肉	3～4天	4～6個月
漢堡肉、絞肉	1～2天	3～4個月
生鮮豬肉香腸	1～2天	1～2個月
乾式豬肉香腸	2～3星期	1～2個月
燻火腿	1星期	1～2個月
火腿片	3～4天	1～2個月
培根	1星期	1個月
未開封熱狗	2星期	1～2個月
已開封熱狗	1星期	1～2個月
肉汁和肉湯	1～2天	2～3個月
便利餐盒	1～2天	不宜冷凍
吃剩的熟肉	3～4天	2～3個月

◆ 資料來源：肉品選購保存與調理，簡松鈕、張近強編，台灣區肉品發展基金會編印，1995年6月，第15頁。
（原始資料：美國農業部1993年4月所公佈資料）

　　現今，只要是經由CAS優良食品認證的肉品，都會在包裝上標示出生產日期與有效期限，因此，主婦們只需要將肉品分門別類，依照預定使用狀況，分別存放在冷藏庫和冷凍庫中；而選購自傳統市場的肉品，最好也可以先稍微清洗（絞肉除外）、擦乾後依照每次所需的份量，分包裝冷凍或冷

藏，冷藏的肉品因為會在3天內就烹煮食用完畢，所以還不需要進一步標示，但是，冷凍的肉品最好還是以標籤貼紙稍微記下購買日期和肉品種類，否則一旦冰凍了，很難從塑膠袋的外觀去推測這是什麼，也常常會出現在冷凍庫的角落中，總有一些被遺忘的肉品，因為時日已久，也無法記得購買的時間了，最後總是為了安全的顧慮捨棄不用。最好的方法是，每次採買前，先稍微整理一下冰箱，了解冰箱還有哪些食材，採買回來後，也不宜貪圖一時方便，直接又往冰箱塞，而是應該先把冰箱內已經有的食材先清出，將新購的食材依預計會用的時間往內擺，也可以考慮分類擺置，再將舊的冷凍品放在最容易取得的地方，就比較不會造成無謂的浪費發生了。

雞肉是除了豬肉以外，最常被中國菜所運用的動物食材，因為肉質柔嫩，而且養殖期較短，約只需要四個月到六個月即可供食，因此是非常容易運用，而且也可以隨時採買得到的健康食材。中國人對吃的講究，完全反映在對雞肉的肉質要求上，外國人很難吃得出來不同品種的雞隻利用不同的料理會造成什麼影響，而中國人會因為快炒、煲湯、冷盤或涼拌等各種不同的菜色需求，而選擇了不同的雞種肉品，例如切丁或切絲熱炒、油炸或烤所需要的肉質必須比較細嫩，可以挑選白肉雞；烤全雞、燉湯、蔥油雞、或白斬雞可以考慮使用仿土雞，以稍微增加肉質口感；來亨雞可以整隻水煮做成鹽水雞，或是作為燉高湯的基本材料；肉質較緊實的土雞，是做成醉雞、白斬雞、文昌雞和燉煮各種湯品的好材料；而烏骨雞，在中

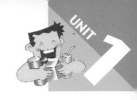

國使用歷史上更久遠，從唐朝就已經曾經記載這種雞隻，而且歷代都曾取用烏骨雞為藥膳的重要食材，所以最適合烏骨雞的烹調方式就屬燉湯和與各種中藥材製成藥膳，作為食補的重要功臣。

　　和豬肉的飼養類似，現今為了降低生產成本，大量飼養的養雞場，會在雞隻飲水中添加了抗生素，藉此降低因為雞隻密度過高、擁擠、通風不良而讓雞隻產生的生理壓力，讓雞隻可以順利長大，但是累積使用在雞體中的抗生素可能還來不及完全代謝，就已經上市供消費者選購，而另外一個常被消費者忽略的環節是，畜產業的排泄物污染，這些大型養殖場每天排出的糞便污水，會直接污染河川與地下水，也相對的使水質惡化，是否有抗生素進一步對環境中的生態食物鏈造成影響，影響層面又如何，其實都需要消費者為自己的權益站出來，向相關單位施與壓力，而自己也盡量只購買來源可靠的產品，而不是只為了價格委曲求全，反而給了縱容業者的空間。

　　其實，早在1997年開始，世界衛生組織（WHO）就已經開始呼籲各國，應該督促畜產業界停止直接在飼料或飲水中添加抗生素，抗生素的使用應該只適用於畜產動物生病之際。1998年起，歐盟則跟進宣布禁止在動物飼料中，添加任何人類仍在使用的抗生素。抗生素是人類與細菌國度可以相抗衡的最後一道防線，部分台灣民眾喜歡自己當自己的醫生，到藥房指名購買抗生素，其實是非常不正確的心態，抗生素是具有專一性的藥物，不同種的抗生素會對抗不同種的細菌，因此，在隨意食用抗生素以求速效

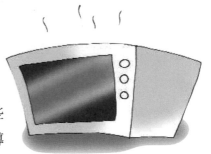

的結果，就是讓抗生素提前失效了。雖然經由中央健保局明定抗生素是處方用藥，必須由合格醫師開立處方簽才可以購買後，稍稍減除了這些不正確的濫用行為，但是，由畜產業的污染所導致的抗生素失效問題，其實威脅才正開始，農委會曾經檢測雞和豬的糞便中的五種細菌，這五種細菌的30～40%竟然已經對22種抗生素出現抗藥性，在食物鏈末端的人類，可能就是下一波的受害者了。

　　學習與生態和平相處，對快而多的經營模式、成本與永續間的平衡，最終還是得認真的思考一下，人類是不是會在短時間內達到原有的短程目標，卻又要花上更多時間、更多金錢，只為了彌補之前曾經犯下的過錯，而讓人類的生命得以永續。

　　購買了安全可靠的雞肉之後，為了保存雞肉的營養美味也兼顧了安全，適當的保存方法是要乖乖遵循的，許多人常會利用鼻子聞聞看有沒有酸敗味，來「證實」是否肉質已經腐壞，其實在出現酸敗味道之前，如果肉的表面已經出現稍微的黏液狀物質，就要注意肉品是否已經滋生過量的細菌了。即使預定將在1～2天內會用完預計的生鮮雞肉，也必須將雞肉倒清血水，以乾淨的塑膠袋除去空氣後，包裝妥當並放在冷藏室最冷的位置，以降低細菌繁殖速度，而雞肉的內臟必須分開存放，不要連同雞肉放在同一個袋子中，可以避免內臟的血水又再度污染肉質。

　　其實，忙碌的職業婦女最傷腦筋的就是晚餐中的主菜，主菜往往是以肉品為主，為了兼顧色、香、味俱全，不僅食材上的選擇、烹調時的調味、

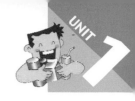

甚至火候和時間，每個環節都要注意，相對的所花費的時間就長了。如果經濟狀況許可，為自己添購需要的烹煮工具，可以相對省下許多時間，也稍微保有了自己的生活品質，例如：快鍋、烤箱、蒸鍋（電鍋）、微波爐等。

部分的肉品主菜在製備的時候，以6～8人份的份量，就內容豐富度、調味上與口感上都會比較成功，因此可以考慮一次製備多一點份量，當餐時先取用該餐次會消耗的份量，剩餘的份量可以以乾淨的冷凍保鮮盒，以每次預計使用份量分裝冷凍並標示清楚，就可以保存在冷凍庫中達1～6個月的時間（參考表1-9），相對的省下下一次製備的時間，就營養角度和食品安

表1-8 生鮮家禽類肉品的保存方法與保存期限

肉品與部位	冷藏（攝氏2～4度）	冷凍（攝氏零下18度）
雞、火雞（全隻）	1～2天	12個月
雞塊	1～2天	6個月
火雞塊	1～2天	6個月
鴨、鵝（全隻）	1～2天	6個月
內臟	1～2天	3個月

表1-9 經加工或加熱的家禽肉品保存方法與保存期限

肉品與部位	冷藏（攝氏2～4度）	冷凍（攝氏零下18度）
肉／肉塊（澆肉汁）	1～2天	6個月
肉塊（未澆肉汁）	1～2天	1個月
調味家禽肉	1～2天	6個月
炸雞	1～2天	4個月

全角度都可以兩全其美，如果剛好遇到突然加班，時間來不及，這些「主菜庫存」就可以拿來應急一下，讓全家還是可以享受到媽媽的拿手好菜。

蛋因為所含有的胺基酸豐富而且完整，就可提供的蛋白質而言，營養價值非常高，唯一要注意的是膽固醇的含量，每個雞蛋可以提供的膽固醇約為270～290毫克不等，而衛生署對成人的每日膽固醇建議量為300毫克，因此，對於一般成人，就比較不建議每天都食用雞蛋，而對於有家族性高血脂問題的消費者，最好每週內只選用2～3次，才不會因為攝食的頻率過高，而引發其他的營養問題。

選用雞蛋的時候，盡量以新鮮的產品較為營養，有幾個判斷的方法可以推估雞蛋的新鮮度，例如蛋殼表面呈現較粗糙的外觀，將蛋放到水中會沉入容器底部，因為越新鮮的蛋其內部所含的「氣室」大小越小，越不新鮮的蛋所含有的氣室體積會漸漸加大，所以放置到水中時會造成較大的浮力；打破蛋殼後放置在平盤中，由側面觀看，最新鮮的蛋會有明顯的三個介面，蛋黃呈現的高度較高而且包覆蛋黃的薄膜較不易破、會有一區較濃稠的蛋白、接著才是最外圍最稀的蛋白，如果蛋已經不新鮮了，不僅包覆蛋黃的薄膜在打開蛋殼時，會容易被蛋殼勾破，而且所有的蛋白部分會呈現非常水狀的稀薄外觀，用筷子攪打時不容易以筷子帶起，整個就是水水的蛋液。有時候會在購買的蛋中發現，濃稠的蛋白部分呈現出白色，主要是因為剛產下的蛋中會有部分二氧化碳融入蛋白中，

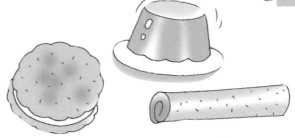

約2～3天之後，這些二氧化碳會自動
透過蛋殼釋出，讓蛋白呈現較透明的
顏色。

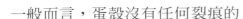

　　一般而言，蛋殼沒有任何裂痕的
新鮮蛋品可以保存在冷藏庫中達2週左右，而煮好尚未剝殼的蛋也大約可以
在冷藏庫中保鮮2週，去除蛋殼後，將大大縮短保存期限到3天左右，而且
蛋品並不合適以冷凍保存，將會使蛋中的水分子變成冰晶，退冰後會變成
出現蜂窩組織的蛋，原有的香Q口感都會消失。

　　許多人只買褐色蛋殼的蛋，覺得才是正牌土雞蛋，營養價值較高，其
實，蛋殼的成色主要原因來自於不同的雞隻品種，但是不論是何種顏色的
蛋殼，只要是新鮮的蛋，它們可以提供的營養價值是很相近的，之所以說
「很相近」，而非完全相同，因為蛋的營養成分會完全取決於母雞本身所吃
進的飼料，和母雞的健康狀態，如果是營養供應充足的母雞，相對的也可
以產出高營養成分的蛋。一般的蛋雞飼料會以玉米為主、大豆為輔，再搭
配適當的雜糧、礦物質和維生素，β-胡蘿蔔素、部分鈣粉……等原料。蛋
黃的呈色狀況，其實也反映了母雞的飲食狀況，如果所含的β-胡蘿蔔素偏
高，相對的蛋黃的顏色會稍偏橘黃，吃入體內後可提供的維生素A的含量也
就比較多了。

　　蛋因為經過雞的腸道而產出，因此雞腸道中存有的細菌，也會附著在蛋
殼上，例如：沙門氏桿菌。沙門氏桿菌如果透過食物不慎吃進體內，會在
12～24小時內引發腹痛、發燒、打寒顫、噁心、嘔吐、頭痛和下痢等食物

中毒的病症，因此，需要在調理食物時，多加注意操作的習慣與個人衛生。幸好這隻細菌是不耐熱的，只要將食物加熱到攝氏60度以上，就可以將沙門氏桿菌趕盡殺絕。有些人會選擇食用生蛋，就必須非常小心蛋殼污染蛋液的情況發生。為了避免蛋殼上的細菌造成食用時的風險，國內已經推廣「洗選蛋」有一段時日了，就是希望清洗的過程可以去除附著在蛋殼上的大部分細菌，提供消費者一個比較安全的產品。洗選蛋的清洗過程包括了：收集蛋-->檢查外觀-->以流動的清水洗淨蛋殼-->風乾-->以光照蛋檢查篩選-->依蛋的大小分級-->包裝-->出貨（產品上市）等步驟，在過程中也會抽檢蛋的成分是否含有磺胺類藥物或抗生素的殘留。

　　而市面上還是有機會買到散裝的蛋，有的蛋殼上還會覆有雞的排泄物或泥土，這些蛋在購買回家後務必先清洗乾淨後才放入冰箱冷藏保存，並且必須和熟食確實分開，才可以降低熟食被細菌感染的風險。曾經有民眾因為將熟食保存在冰箱時，並沒有放在密封的保鮮盒中，也沒有做適當的覆蓋，又不巧把蛋就擺在熟食旁邊，因而導致家人的食物中毒，所以最好把蛋放在獨立的儲存盒，並且只放在生食區，就可以大大避免造成相互污染的可能性了。

　　茶葉蛋自從跳脫風景名勝地區攤販販售的模式，進駐到便利商店通路，替便利商店創造出很大的商機，因

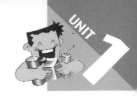

為提供了便利性，也是學生族攝取蛋白質食物時的方便選擇。如果將幾種常見的蛋品，列出所含的營養素分析，會發現過度加工的蛋品，它們在部分營養素上的存留比例，可能沒有新鮮的水煮蛋多，但是烹煮過程中所必須添加的鹽分或調味料，將隨著口味的輕重，就有不同程度的差異。尤其像鐵蛋需要重複滷製、風乾等步驟，將大部分蛋裡原有的水分脫除，為的是造就出其香Q的口感，這些質地較硬的蛋品，在咀嚼時要更多用點心，才不會因為狼吞虎嚥後，讓胃腸對這些結構較硬的蛋白質不容易進行消化分解的動作，而導致出現腹脹、消化不良等胃腸不舒服症狀。

表1-10　各種蛋品的營養素分析（每100公克中的含量）

食物	熱量 大卡	蛋白質 公克	脂肪 公克	醣類 公克	膽固醇 毫克	維生素A RE	維生素E α-TE	維生素B₁ 毫克	維生素B₂ 毫克	菸鹼素 毫克
雞蛋	142	12.1	9.9	0.3	433	204.0	0.52	0.07	0.42	1.40
雞蛋白	36	8.2	0	0.5	0	0	0	0.01	0.25	1.00
雞蛋黃	335	16.2	29.3	0.7	1131	536.0	2.40	0.21	0.55	0.70
鹹鴨蛋	176	12.9	12.3	3.6	514	134.0	1.06	0.17	0.67	0.40
皮蛋	145	12.3	9.6	2.5	599	66.0	2.28	0.02	0.24	0.60
土雞蛋	123	13.0	7.4	2.0	382	315.9	0.79	0.05	0.48	*
水煮蛋	139	13.7	8.9	1.2	409	127.2	0.94	0.07	0.52	*
滷蛋	186	15.5	11.9	4.7	523	183.2	1.31	0.01	0.24	*
茶葉蛋	132	12.7	8.3	1.9	329	107.0	1.16	0.04	0.23	0.40
鐵蛋	286	26.6	17.5	5.9	741	210.0	0.87	0.04	0.33	0.60

表1-10　各種蛋品的營養素分析（每100公克中的含量）（續）

食物	維生素B6 毫克	維生素B12 微克	維生素C 毫克	鈉 毫克	鉀 毫克	鈣 毫克	鎂 毫克	磷 毫克	鐵 毫克	鋅 毫克
雞蛋	0.21	2.02	0	135	123	30	11	185	1.8	1.2
雞蛋白	0.01	0.64	0	129	115	4	7	6	0.2	0.1
雞蛋黃	0.27	4.65	0	54	96	126	10	515	5.1	3.6
鹹鴨蛋	0.18	3.30	0	1632	127	43	9	213	3.4	1.6
皮蛋	0.03	0.93	0	676	149	21	5	164	4.1	0.9
土雞蛋	0.07	0.36	0	140	109	43	13	107	2.1	1.0
水煮蛋	0.07	0.69	0	104	122	62	14	178	2.5	1.7
滷蛋	0.33	1.60	0	548	78	58	15	234	3.5	3.3
茶葉蛋	0.15	1.45	0	293	120	41	13	153	1.6	1.2
鐵蛋	0.14	2.27	0	766	256	84	26	279	3.6	2.5

表1-10　各種蛋品的營養素分析（每100公克中的含量）（續）

食物	熱量 大卡	蛋白質 公克	脂肪 公克	醣類 公克	膽固醇 毫克	維生素A RE	維生素E α-TE	維生素B1 毫克	維生素B2 毫克	菸鹼素 毫克
AE強化蛋	134	12.1	9.0	⊕	421	380.4	3.67	0.07	0.38	0.18
DHA智慧蛋	130	13.0	8.4	0.8	325	229.1	1.10	0.08	0.44	0.54
DHA智慧蛋 （蛋黃）	327	16.2	27.0	5.4	1228	492.3	9.78	0.30	0.62	0.16
低膽固醇 雞蛋	143	12.8	9.7	1.4	470	101.6	10.14	0.08	0.58	0.11
清血蛋	213	12.4	9.4	20.0	398	187.4	2.64	0.06	0.66	0.10
豐力蛋	134	12.7	9.1	0.7	400	214.2	0.74	0.07	0.40	0.03

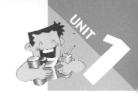

表1-10　各種蛋品的營養素分析（每100公克中的含量）（續）

食物	維生素B₆	維生素B₁₂	維生素C	鈉	鉀	鈣	鎂	磷	鐵	鋅
	毫克	微克	毫克	毫克	毫克	毫克	毫克	毫克	毫克	毫克
AE強化蛋	0.11	2.04	0	151	139	44	17	145	2.9	1.2
DHA智慧蛋	0.06	0.68	0	161	142	9	10	196	1.3	0.9
DHA智慧蛋（蛋黃）	0.25	2.75	2.0	57	120	149	13	517	6.2	3.7
低膽固醇雞蛋	0.07	0.51	1.0	139	134	21	12	216	2.1	1.1
清血蛋	0.07	0.23	3.7	137	143	13	12	227	1.6	1.2
豐力蛋	0.07	1.52	3.6	148	144	13	11	210	1.6	1.2

◆ 資料來源：台灣地區食品營養成分資料庫，食品工業研究所出版，行政院衛生署，1998年。

◆ 表格說明：⊕表示未直接偵測，乃經計算後結果接近零或負值。*表示分析結果屬於微量範圍，或因小數點進位結果變成零。0表示偵測值低於儀器之偵測極限，或偵測後資料計算分析值爲零或負值。

　　在畜牧產業演變成工廠化，大量化之後，隨著畜產動物所需要供應的大量飼料和所排除的大量污染水，都讓地球的生物鏈、生態平衡和細菌或病毒的蔓延能力，進入了另一個公共衛生考驗的新挑戰。有部分原因是人類自以爲是的改變物種的原始需求，最典型的例子就是在牛隻的飼料中添加動物骨粉，強迫原來只吃草的反芻動物也吃到其他反芻動物或同伴的屍骸所製成的肉骨粉，讓物種間本來不應該傳染與擴散的病原，而就此擴散。有部分原因是現在人類住的是地球村，隨著工商的交流、人類、農作物或商品的旅行，也連帶將細菌與病毒蔓延到其他區域。所以近年來讓民眾聞

之色變的口蹄疫、禽流感、狂牛病等疫情，都讓主婦們處在心驚膽跳當中。提供營養的基礎是來源安全的食物，來源安全的食物則必須透過有道德責任的業者和聰明消費者共同的努力，在控制品質的優先前提上反應售價，消費者該稍微檢討是不是只能單獨用價格一種因素，來評斷食物的好壞、並決定值不值得購買。

> 在你做了選擇的同時，你也開始面臨問題。

~丹麥詩人（Proverb）

　　這句話曾經被用來討論企業文化與企業價值的轉折點，從不同的選項下，也會出現不同的結果。而我們每天都要吃進的食物呢？我們做了哪些選擇，業者做了哪些選擇？有些選擇必須經過數年甚至數十年後，才會爆發驚人的後遺症，留給後人抱怨與遺憾。事實上，以營養的需求角度來看肉品供需問題，一般人每天所需要的肉品量理論上真的不多，大約都只有消費者自己的手掌大小，只是在美式飲食的文化衝擊、歷經飢貧時代後的繁榮，都讓一般人誤以為大魚大肉才是幸福，根本忘記自己身體是不是需要這麼多，業者會不會為了這樣的個人需求明顯擴大而快速膨脹的市場，做出驚人之舉，這些其實才是選擇的起點，也是爭取健康的轉捩點。

　　在這裡列出相當於是一份肉的各類肉、魚、蛋和豆類製品的份量，可以讓消費者參考，遇到想吃不同食物的時候，都可以稍微比一比，目測或利用容器和湯匙，了解一下這個餐次可以吃的份量。以13～20歲的蛋白質類

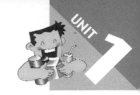

食物的需求，每天大約是4～6兩的份量就很足夠，如果以一個成人的手掌（含手指）大小來比較，大約相當於5兩左右的體積，也就是說，青少年們一天大約吃到一個手掌大的肉類，就蛋白質類食物而言，就已經足夠了。許多媽媽一定覺得不可思議，因為一般的排骨便當、雞腿便當中所提供的肉，就已經可以達到這個大小，如果又加上餐盒中半葷素菜色中的肉丁、或肉和魚的加工品，都會更增加整體的肉類攝取量。許多男生從小就被養成「肉食主義」的觀念，對牛排館一份8盎司的牛排也可以輕易下肚，而這只是一餐的肉，一天內還有機會吃到其他的份量，也不怪乎男生宿舍中總是瀰漫著一股「男人的味道」，其實就是攝取了太多的酸性食物，而引發的汗臭味吧！

一份肉＝1兩瘦肉（雞肉、鴨肉、鵝肉、豬肉、牛肉；不含骨頭）

＝1兩魚肉（不含魚骨）

＝1兩烏賊、小管、墨魚

＝1兩蝦仁

＝1兩蟹肉

＝3湯匙肉鬆（約25公克）

＝1湯匙小魚乾（約10公克）

＝1湯匙蝦米（約10公克）＝2湯匙蝦皮（約20公克）

＝2湯匙魷魚絲（約15公克）

＝2小片牛肉乾（約20公克）

＝2片培根（約50公克）

＝3片三明治火腿片（約45公克）

＝1條熱狗（約50公克）

＝1條香腸（約40公克）

＝8個鱈魚丸（約80公克）

＝3個虱目魚丸（約50公克）

＝2個貢丸（約40公克）

＝5個小魚丸（約55公克）

＝2個花枝丸（約50公克）

＝半條魚板（約75公克）

＝5根蟹味棒火鍋料（約75公克）

＝5個蛋餃火鍋料（約60公克）

＝6根花枝餃火鍋料（約55公克）

＝6個燕餃火鍋料（約50公克）

＝7個蝦餃火鍋料（約65公克）

＝8個魚餃火鍋料（約60公克）

＝1個雞蛋＝2個雞蛋白＝6個鵪鶉蛋（約60公克）

＝1個鹹鴨蛋＝2片三色蛋（約50公克）

＝1塊豆腐（110公克）

＝半盒嫩豆腐（約140公克）

＝2個小三角油豆腐（約55公克）

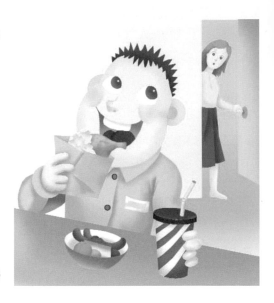

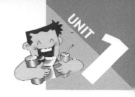

＝2個小方豆乾（約40公克）

＝2湯匙干絲（約35公克）

＝3湯匙素肉鬆（約20公克）

＝4小片素火腿（約50公克）

＝1個小素雞

＝1杯豆漿

＝2杯黑豆漿

＝3湯匙黃豆粉（約20公克）

＝3湯匙味噌（約60公克）

＝1片豆腐皮（約30公克）

＝20公克黃豆＝20公克黑豆＝50公克毛豆＝90公克毛豆夾

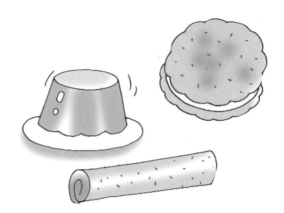

　　烹調方式也是準備肉品的重要因素，許多人為了讓肉質鮮美或是使肉品有咬勁，也許會用了許多調味料預先醃製、或沾了蛋汁和油炸粉後油炸，過度的醃製會讓肉品的肌肉細胞中所含有的水分脫水，反而在經過烹煮之後，肉質的口感還可能稍微變硬，所以其實可以考慮以一些蔥、蒜頭、黑胡椒粉、或迷迭香等香草事先預醃約30分鐘入味，然後在入鍋前約5分鐘，再加一些鹽或醬油，就可以避免這種問題，前置的預醃動作在夏天溫度較高時，最好可以以乾淨有蓋的容器放入冷藏庫，以保持肉品的新鮮，因為入鍋前才調味，所以對所放的鹽或醬油拿捏上，會較為謹慎。至於油炸的問題，其實在一般家庭中並不太建議使用油炸的方法來製備食物，因為所

衍生的炸油，對現今小家庭而言，可能要用個許多天才有辦法在炒菜中用完，如果在這段期間沒有好好保管冷卻的炸油，都可能使油品變質而不自知，無形中也可能吃進了已經開始氧化的油品。

　　如果每天都只吃了足夠的肉品份量，選擇肉品的時候也盡量避免可看見的脂肪和皮的部位，其實不需要過分擔心動物性油脂的過量攝取問題，在蔬果比例的攝取都還足夠的前提下，身體會從各種營養素間取捨到足夠的保護因素。比較擔心的是以肉為主食的族群，勢必會攝取太多量的動物性脂肪，愛吃肉的人在選擇蔬菜和水果時都相對會吃得比較少，這時候的健康問題才會接踵而至：威脅因子持續下肚，保護因子遲遲不來，當然在日積月累之後，心血管的惡化、腎臟的疾病就會悄悄的尾隨而至。

新鮮多變的蔬菜與水果

　　蔬菜與水果類的食物，因為富含了許多保護性的營養素，因此就營養學的角度，會將這兩類食物定義成「保護性食物」，是每人每天都要攝取足量的，如此不僅可以透過水溶性纖維素與非水溶性纖維素，來維持腸道內的健康生態，也可以經由植物才有的植物性化合物（phytochemicals），提供身體多方位的保護功能。只是就青少年的食物攝取內容而言，每天有吃到三碗青菜、兩個水果等份量的比例，可能就不高了。依照輔仁大學曾明淑副教授等研究學者的調

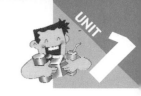

查報告統計，發現13～18歲間的少男少女們，每天攝取蔬菜類的次數，是所有不同年齡層中最低的，至於份量的部分，大致上也都只吃了兩碗蔬菜與一個水果的份量，距離每日飲食建議量的理想值三碗菜和二個水果，都還必須再加強。

如果以蔬菜的顏色來決定選用的內容，每天一定都要吃到至少一碗半的綠色蔬菜，綠色蔬菜的營養比例，相對會比淺顏色蔬菜的營養比例來得高，大家所耳熟能詳的 β-胡蘿蔔素、葉酸、鐵質等重要的營養素，在深綠色的蔬菜中含量會相對較高；而深紅色的蔬菜，例如番茄、紅椒（彩椒）、紅蘿蔔等就會含有較高量的茄紅素（lycopene）；白色系的金針菇，也是功效超凡，除了纖維素含量高之外，蕈菇類所含有「黏多醣體」，可是預防癌症發展的重要法寶；黑色系的黑木耳，可以提供很棒的膠質和纖維素。因此，營養學者都會建議，各種顏色的蔬菜都要吃，除了透過不同特質的蔬果提供各種豐富的植物性保護營養素，也利用了蔬果的美艷顏色，為餐桌的美味更加分。

其實中國人是非常懂得烹調蔬菜的，可以用快炒、溜或燴、川燙、焗烤、涼拌、醃製、油炸等方式來調理蔬菜，又加上台灣的氣候可以栽培出許多葉菜類，這對孩子們是一大福音，因為葉子部分纖維較軟，經過油炒

之後口味更鮮美，是許多孩子一定會吃的蔬菜。許多家長會直覺認為孩子在一天內，根本沒有辦法吃到三碗蔬菜的份量，其實，扣除早餐時間不方便製備蔬菜，午餐和晚餐都可以吃到一碗半的份量，這可以包括了：

1.現炒的葉菜類、瓜果類蔬菜：空心菜、芥蘭菜、絲瓜、瓠瓜、芹菜、木耳、茄子、小白菜、大白菜、韭黃、莧菜、青江菜、茭白筍、花菜、青花菜、油菜、高麗菜、新鮮香菇、四季豆、菠菜、甜豌豆夾、菜豆、肉豆、龍鬚菜、洋菇、豌豆夾、番薯葉、豌豆苗、茼蒿、高麗菜芽、川七、紅鳳菜……等。

2.搭配肉品的半葷素菜色中的青菜：青椒、彩椒、番茄、榨菜、洋蔥、韭黃，許多第1項中的蔬菜也都可以搭配肉品。

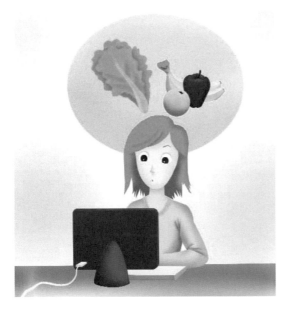

3.湯品中的青菜：大黃瓜、白蘿蔔、大頭菜、冬瓜、海帶、紫菜芽、金針菇、柳松菇、木耳、洋蔥、番茄、紅蘿蔔、乾香菇、筍、大白菜、豌豆苗、海帶、榨菜、黃豆芽、黑豆芽、酸菜、苦瓜、芥菜、金針花……等。

4.涼拌小菜和泡菜：小黃瓜、大白菜、海帶、高麗菜、茄子、四季豆、西洋芹菜、韭菜、苦瓜、綠竹筍……等。

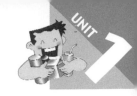

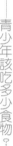

　　從營養學的角度，一份蔬菜相當於是100公克重的各種新鮮蔬菜，每人每天約需要吃到半斤重（300公克）的份量，但是在種類上最好越多元越佳，媽媽在準備一餐的蔬菜時，其實可以考慮至少有4～5種的蔬菜，這裡提供幾種範例，讓媽媽可以輕鬆理解：

表1-11　　青菜搭配的範例

範例	純青菜	半葷素菜色1	半葷素菜色2	湯品
組合一	燙地瓜葉	青椒肉絲	番茄炒蛋	冬瓜排骨湯
組合二	炒空心菜	洋蔥肉片	花枝炒豌豆夾	海帶芽味噌湯
組合三	炒高麗菜	鮮香菇炒肉絲	紅蘿蔔炒蛋	黃豆芽番茄排骨湯

　　從配菜範例中會發現，要增加蔬菜在餐桌上的比重，就是盡量少用全肉類的菜色，除了部分魚肉的烹調所需要的專一度較高，無法直接搭配青菜烹調，否則都可以在每道菜色中，想辦法直接加入青菜，讓孩子也漸漸適應，有肉就必定有菜的飲食習慣。如果遇到夏季，一些涼拌的海帶絲或小黃瓜，也都是非常下飯的蔬菜，這些小菜的製備方法並不難，自己製備起來又可以非常注意衛生的細節，在經過檸檬汁、蒜頭、一些糖的調配後，只要以乾淨的容器裝妥，每次夾取時也都只用乾淨的筷子，大致上可以在冰箱中保存4天左右不至於變質，是很方便的常備菜色。綠竹筍在購買回來後就可以整株洗淨、不必去皮立即燙熟，待涼後就可以放入冷藏，等到要用餐時就可以直接去皮切成滾刀塊上桌，如果買回後沒有立刻烹煮，竹筍中的纖維會漸漸老化，相對的甜美的口感將因為太老的纖維而大打折扣，

燙好的竹筍即便不想涼拌，也可以切細絲煮粥或湯，口感仍然可以維持甜美而清脆。

　　剛開始要從大魚大肉轉變成每道菜色都有蔬菜進駐，家中的爸爸和男孩子可能會先行抗議，感覺上沒有吃到一定份量的肉，心理就不會滿足，所以採用漸進式的方法調整菜色中肉與菜的比例，可以讓媽媽遭遇的反彈較小，也和孩子約定，如果還想多吃肉，蔬菜的份量也必須等比例增加，否則孩子可能會發展出一套只挑肉的功夫，可就白白浪費媽媽的苦心了。

　　水果和蔬菜一樣，都是體內很重要的維生素和礦物質的主要供應來源，從小學開始，每個人每天都至少要吃到兩份的水果，就種類上最好是至少兩種，就份量上可以參考下列的水果代換的份量建議。

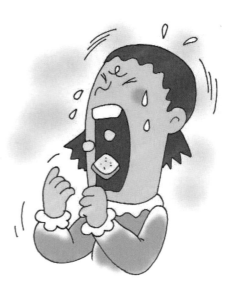

一份水果＝1個小青龍蘋果＝1個奇異果
　　　　　＝1個香吉士＝1個柳丁
　　　　　＝1個柑橘＝1個海梨
　　　　　＝1個西洋梨＝1個世紀梨
　　　　　＝1個加州李＝1個水蜜桃
　　　　　＝1個加州玫瑰桃＝1根小型香蕉
　　　　　＝2個中型蓮霧＝2個棗子
　　　　　＝2個百香果＝5個山竹
　　　　　＝6顆枇杷＝8個櫻桃

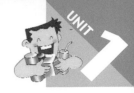

＝8個荔枝＝10顆草莓

＝10～13顆葡萄＝1湯匙葡萄乾

＝12個龍眼＝20顆聖女番茄

＝1/2個楊桃＝1/2個木瓜

＝1/2根大型香蕉＝1/2個葡萄柚

＝1/2個釋迦＝2/3個美濃香瓜

＝1/3個鳳梨釋迦＝1/3個泰國芭樂

＝1/4個芒果＝1/4個哈密瓜

＝3小瓣柚子＝1/10個西瓜

＝1片鳳梨

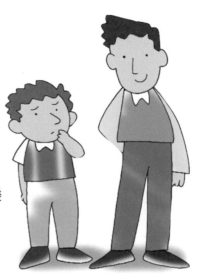

　　一般人很難快速的記清楚各類水果的份量，所以可以利用簡單的方法來推估，首先是單個水果體積大約略比成人的拳頭稍小一些的水果，本身就大約是一份，如果水果體積大於成人的拳頭大小者，大約切片後裝成半碗中式飯碗的份量，也大約是一份，對於體積較小的水果，例如聖女番茄、葡萄等，也大約裝成一碗的七分滿左右，就大約是一份。

　　這樣概括性的目測標準，一定會有誤差，不過在掌握住大原則後，這樣的誤差是可以接受的，也絕對會比完全沒有概念而大吃特吃、或根本吃不夠，來得更健康一些。其實，家人在一起共用水果時，可以準備2到3種水果，切片後讓每位家人都可以享用，這種方法可以讓家人在一個餐次間，就種類上的需求將可以輕易達成。許多外宿的學生也可以考慮和室友分攤

與共享，比較不會整個星期就只吃一種水果，一方面很容易就吃膩了，一方面也犧牲了許多其他水果的攝取機會。

如果孩子可以參照表1-3（P.23）中各大類食物的份量建議，基本上都可以達到衛生署所公告的「國人膳食營養素參考攝取值（表1-12）」，就熱量需求上會因為不同的運動消耗而有明顯的不同，主要可以由五穀根莖類來調整，不需要特別增加蛋白質的攝取量。必須注意的是，當身體的熱量需求加高的時候，一些與熱量代謝息息相關的營養素，也必須同時增加攝取量，例如維生素B1、維生素B2與菸鹼酸，這些營養素可以從下列食物中充分攝取：

維生素B_1：未經過精製的穀類、小麥胚芽、瘦豬肉、牛奶、肝臟、腎、酵母、豆類、花生、葵花子、豌豆。

維生素B_2：牛奶、肉類、肝臟、腎、蛋、綠色蔬菜、酵母。

菸鹼酸：肝臟、腎、牛肉、豬肉、雞肉、魚貝類、蛋、牛奶、乳酪、芝麻、綠豆、全麥製品、糙米、胚芽米、酵母、黃豆、花生、香菇、紫菜。

整體而言，「品質」、「種類」、「份量」和「頻率」是維持青少年朋友發育過程中，最重要的飲食四大遵循原則，只要隨時注意到食材品質的優良、食物種類的均衡、進食份量的合宜、也小心注意各種好食物的攝取頻率，就可以將感覺上很無所適從的問題，一項一項慢慢破解。這四項原則無論對家長和孩子們而言，也都較好歸納和執行，剩下的工作，就是慢慢的去建立屬於自己的「飲食智商」了。

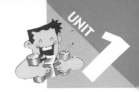

表1-12　國人膳食營養素參考攝取值

營養素	身高 公分		體重 公斤		熱量 大卡		蛋白質 公克		維生素B₁ 毫克		維生素B₂ 毫克		菸鹼酸 毫克		維生素C 毫克
年齡	男	女	男	女	男	女	男	女	男	女	男	女	男	女	
10歲～	146	150	37	40											80
稍低					1950	1950	50	50	1.0	1.0	1.1	1.1	13	13	
適度					2200	2250			1.1	1.1	1.2	1.2	14	14	
13歲～	166	158	51	49			65	60							90
稍低					2250	2050			1.1	1.0	1.2	1.1	15	13	
適度					2500	2300			1.2	1.1	1.4	1.3	16	15	
16歲～	171	161	60	51			70	55							100
低					2050	1650			1.0	0.8	1.1	0.9	13	11	
稍低					2400	1900			1.2	1.0	1.3	1.0	16	12	
適度					2700	2150			1.3	1.1	1.5	1.2	17	14	
高					3050	2400			1.5	1.2	1.7	1.3	20	16	
19歲～	169	157	62	51			60	50							100
低					1950	1600			1.0	0.8	1.1	0.9	13	11	
稍低					2250	1800			1.1	0.9	1.2	1.0	15	12	
適度					2550	2050			1.3	1.0	1.4	1.1	17	13	
高					2850	2300			1.4	1.1	1.6	1.3	18	15	

給我營養，其餘免談——青少年該吃多少食物？

表1-12　國人膳食營養素參考攝取值（續）

營養素\年齡	鈣（AI）毫克	磷（AI）毫克	鐵 毫克		鎂 毫克		碘 微克	氟（AI）毫克	硒 微克
			男	女	男	女			
10歲～	1000	800	15	15	230	240	110	2.0	40
13歲～	1200	1000	15	15	325	315	120	2.0	50
16歲～	1200	1000	15	15	380	315	130	3.0	50
19歲～	1000	800	10	15	360	315	140	3.0	50

表1-12　國人膳食營養素參考攝取值（續）

營養素\年齡	維生素A 微克		維生素D（AI）微克	維生素E（AI）毫克	維生素B6 毫克	維生素B12 微克	葉酸 微克	泛酸（AI）毫克	生物素（AI）微克	膽鹼（AI）毫克	
	男	女								男	女
10歲～	500	500	5	10	1.1	2.0	300	4.0	20.0	350	350
13歲～	600	500	5	12	1.3	2.4	400	4.5	25.0	450	350
16歲～	700	500	5	12	1.4	2.4	400	5.0	30.0	450	360
19歲～	600	500	5	12	1.5	2.4	400	5.0	30.0	450	360

◆ 資料來源：行政院衛生署，2002年修訂版。

◆ 說明：1.未標明AI值者，即為RDA值。2.AI＝Adequate Intakes，足夠攝取量，當研究數據無法訂出RDA值時，以健康者實際攝取量的數據演算出來的營養素需求量。3.RDA＝ Recommended Dietary Allowance （RDA），建議攝取量，其數值表示可以滿足97～98％的健康人，每天所需要的營養素量。

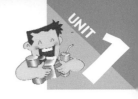
青少年的飲食記事

 ## 挑剔的小傑

小 傑是國小六年級的小男生，因為爸爸媽媽都要上班，小傑從小就由安親班負責接送，午餐都在學校用營養午餐，或是在安親班吃安親班代訂的便當，早餐又總是在匆忙和混亂中度過，一天當中，只有晚餐時間，小傑才會偶爾在家裡看到爸爸或媽媽，和他們吃一頓晚餐。

爸爸因為工作的關係，加班是常常有的事情，晚上幾乎常常八點多以後才回到家，媽媽也非常忙，因為在銀行上班，等到手邊的工作忙完了，有時還得幫忙同事。爸爸媽媽為了方便和小傑連絡，想知道小傑好不好，有沒有乖乖去上安親班，還特地幫小傑配了一支手機，結果，這支手機卻變成爸爸媽媽常常用來打電話告訴小傑，他們今天又要加班，所以要小傑自己到巷口的自助餐店先買便當，自己先吃晚餐。

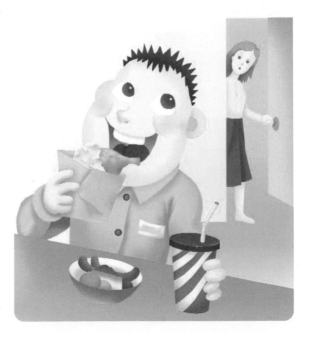

小傑在小學低年級的時候，爸爸和媽媽只要一加班，就會打電話請奶奶搭車先到家中等小傑從安親班放

學，後來，小傑漸漸大了，又加上最近爺爺身體不太好，而奶奶年紀也大了，要請她常常東奔西跑，真的有點不太方便，所以小傑就常常從安親班放學後，一個人待在家裡，一邊看著電視，一邊吃著從外面買回來的晚餐。

巷子裡有自助餐店、麵店、炸雞排攤、鹽酥雞攤、滷味攤，都是小傑常常光顧的地方，這些店面或攤位的老闆娘都認識小傑，也都知道小傑常常一個人吃晚餐，所以都會好心的問小傑要不要多點一些，如果吃不完，可以留給爸爸或媽媽當宵夜。小傑常常會買一大塊炸雞排加一份甜不辣、或是兩份鹽酥雞加一份炸薯條，有時候也會買一些滷的豬血糕，這些好吃的現做「晚餐」，如果在配上冰涼的珍珠奶茶，總是讓小傑吃得津津有味。

媽媽每回加了班，拖著很累的身體回到家，又看到小傑吃的這些食物，不免會皺起眉頭，媽媽問：「小傑，你又買這些東西吃了，媽媽不是請你到自助餐店點菜吃嗎？不喜歡吃飯的時候，就到麵店吃麵也很好啊，怎麼每天都吃這些？」媽媽一邊碎碎唸，一邊心裡覺得內疚，為了工作忙，卻把唯一的兒子留在家裡，讓他得一個人隨便吃晚餐。

小傑嘟著嘴回答：「自助餐店的菜這麼多，我每次都不知道要點些什麼，麵店裡剛煮出來的麵又好燙，這麼燙怎麼吃啊。點這些東西都可以吃得很飽啊，而且又好拿，每個老闆娘對我又親切，因為

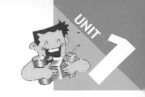

我是老主顧了，還會主動給我大塊一些，誰叫你不回來煮飯給我吃！」

　　媽媽雖然又累又氣，心裡卻有萬般的不捨，小傑已經六年級了，每天都吃得很不正常，自己也不知道該幫他準備什麼食物，或直接提醒他該買哪些東西吃，當然久而久之，小傑總是會只挑選自己喜歡的口味，但是是不是夠營養，或是夠不夠均衡，都讓媽媽很擔心。眼看著小傑就要上國中了，國中的男生不是更不好溝通了嗎，現在就這般，一年後怎麼辦？

　　爸爸回家了，察覺到家裡的氣氛有點詭異，因此，小聲的問媽媽：「怎麼回事？小傑又惹你生氣了？」媽媽知道自己也有錯，所以也就不發一語。

　　媽媽幫小傑簽好聯絡簿，小傑洗好澡，因為功課都已經在安親班複習過了，檢查了書包，就準備就寢了，可是上床前，小傑覺得口很渴，又喝了一大杯開水，雖然已經刷了牙，小傑的舌頭和嘴巴裡還是覺得怪怪的。

　　媽媽知道小傑已經睡著了，才找爸爸商量，「爸爸，以後我們每天至少有一個人趕回來陪小傑吃晚餐好嗎？」「為什麼？小傑都已經那麼大了，可以自己獨立了呀，他也已經習慣了吧，我們的小傑很聰明，會注意自己的安全的。」爸爸不以為意的回答。「可是，小傑自己在家都亂吃，叫他到自助餐店點一些青菜，他也不願意，這樣營養可能不夠。」媽媽接著說。爸爸想了一下，說：「我自己也不知道要怎麼弄給

他吃，我來陪他可能幫忙也不大，這種事還是交給媽媽做好了。」

媽媽聽了有點心酸，也知道媽媽的角色理所當然就要負擔起一家人吃的問題。小傑從小就很挑嘴，對口味太平淡的菜色都沒胃口，對炸的、滷的、冰的東西比較有興趣，媽媽在假日時也都常常買現成的餐點，因為累了一週了，在假日時間裡一方面想休息，一方面也得整理一下家裡，為了讓小傑可以吃飽一些，媽媽也只好挑小傑喜歡吃的食物，即使心裡知道不妥，但是仍然選擇了妥協。

媽媽想知道小傑這個年紀該吃多少食物，既不知道要問誰，也不好意思問人，突然靈機一動，在電腦上搜尋了「學齡童的營養」，果真出現了許多資料，有的資料列出孩子需要吃的明確份量，有的資料還提醒父母和學童對食物的選擇方法，媽媽一一的把需要的資料整理出來，並且和小傑每天吃的食物對照了一下，才發現小傑的蔬菜和水果真的不夠，也難怪小傑常常無精打采，本來還以為可能是整天都在學校和安親班中趕來趕去，功課太多太累了，現在想一想，沒有讓小傑吃得很好，可能也是主要的原因吧。

媽媽把資料印成三份，一份給自己，一份給小傑，一份留在爸爸的公事包裡。媽媽還找到了衛生署的兒童網站「洗手吃果果，健康快樂多」，上面還有一些飲食健康的概念，打算星期六不上班的時候，可以和小傑一起上網討論上面的內容。為了小傑的健康著想，星期六還是帶著小傑一起去買菜吧，讓小傑可以多吃一些蔬菜，也把下週的水果份量採買齊全，讓小傑可以隨手拿到新鮮的水果，少喝一些珍珠奶茶吧！

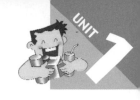

營養補給站

雙薪家庭中，父母親為了工作而怠慢了小朋友的飲食照顧，其實是很常見的，許多父母為了補償心理，又擔心突然有緊急需求，多半會給孩子較多的預算。小朋友從爸爸媽媽手中拿了零用錢，可能會先思考可以買最新一期的漫畫、買點清涼的飲料解渴、最後才會考慮吃飯的問題，但是也往往因為媽媽沒有清楚的交代食物的種類與份量，家人因為很少共同用餐，媽媽沒有機會在餐桌上教孩子在各種食物間，應該吃的種類與份量的比例關係，許多情形就像故事中的小傑媽媽，心有餘而力不足，因為對營養問題的不熟悉，想說也說不出個所以然來。

其實，孩子的充足營養是支持他在德、智、體、群、美等五育均衡發展的最重要根基。許多家長會多方打聽各個名牌補習班、安親班、才藝班，希望孩子在各種學科或藝術學習的發展，都不能落後別的同學，讓孩子從小就已經習慣在各個補習班和才藝班中趕場穿梭，而最重要的吃的問題，因為時間緊迫，就往往隨便打發，有吃到或有吃飽就好了，對於品質的考量往往無法兼顧。其實，就需要大量用腦的孩子們，這樣的飲食策略是對小孩非常辛苦的，因為腦細胞始終沒有得到足夠的養分，卻又要被重複的壓榨，所以小朋友會出現注意力無法集中、上課或複習功課時常常打瞌睡、老師交代的事情忘東忘西，這些都是常見的學習問題，但卻也是可預期的結果。

充足而正確的食物補給，會讓孩子的情緒穩定，

人際關係發展比較平順；會讓孩子的腦細胞中隨時有足夠的能量與養分，去隨時吸收、思考新的訊息；也會讓孩子的肌肉和神經發育更趨完整，不僅身高和體重都會穩定成長，對於體育運動的表現，也可以展現比較好的持續力與爆發力。這些，不就是一般家長想「要求」的最低標準，讓孩子可以「不輸在起跑點上」。可是許多家長因為不知道可以從哪裡得到正確的營養訊息，也就一天拖過一天，往往都是孩子的體位發育或成績表現不如同儕了，才會心急的做補救，可是，孩子在這個時間點可能都已經養成了錯誤的飲食習慣，現在才要開始糾正，對家長與孩子雙方，都是非常痛苦的過渡期。

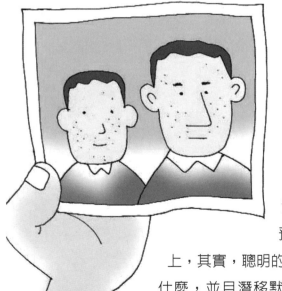

但是也絕對不要因為害怕經歷痛苦，就又繼續敷衍下去，即使再痛苦，越早和孩子一同度過，幫孩子建立比較正確的飲食觀念，孩子的健康基礎才可以打得又深又好。

• 全家人的共同參與

許多爸爸會覺得調配飲食是媽媽的責任與義務，也樂得不必「越權干預」，就大刺刺的把責任都歸屬到媽媽身上，其實，聰明的孩子也會觀察爸爸愛吃什麼、媽媽愛吃什麼，並且潛移默化的影響到孩子的部分飲食行為。例

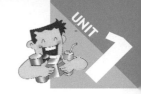

如：有的爸爸就是「飲料族」，平日會先買一堆各種飲料放在家裡，隨時飲用，孩子當然也理所當然成為「受惠者」，想喝就喝，媽媽只能落得當黑臉的角色，非常不公平。吃得健康是全家人都應該有的共識，絕對不是媽媽單一個人的責任，許多爸爸因為自己的健康意識不夠，任意亂吃，一旦出現慢性疾病症狀時，可憐的媽媽雖然平日已經盡力控管全家人的飲食，還是免不了被公公婆婆責備，暗示是媽媽照顧不周。現在的飲食觀念，早就已經發展成「吃得巧」比「吃得好、吃得飽」來的更重要，全家都應該同心協力，也給掌廚的媽媽鼓勵和支持，媽媽才會覺得所有的辛勞都是值得的。

• 給孩子實質的鼓勵，但是不要以「食物」為獎項

　　一旦開始注意食物的選擇、種類的比例和口味的輕重後，餐桌上的菜色會有一點不同的轉變，青菜可能比以前更多了，桌上不再容易看到炸的食物，變得更清淡些。如果，家人因為不習慣這種轉變，媽媽可以考慮採用比較漸進式的改變方式，先從一道菜色著手，把全肉的菜色，變成半葷素的菜色，讓家人漸漸習慣有肉就有菜，過渡期間也多選擇一些孩子愛吃的青菜烹調，才不會出現孩子一上餐桌，發現沒有一道是喜歡的菜色，反而影響了進食量。經過幾個星期後，孩子也會慢慢習慣吃多一些青菜，把原來的重口味淡忘一些了。許多經過「調整」後的孩子，反而會覺得上館子吃的菜，口味都好鹹，還一直猛喝水，就表示孩子的味覺已經調整得差不多了，這時候，可以和孩子商量去看一場電影，或租一片喜歡的DVD回家欣賞，或買一本好書，可是千萬千萬不能為

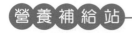
營養補給站

了慶祝，又去「吃到飽」的餐廳大吃一頓，之前的辛苦努力很容易就功虧一簣，一切又要從頭開始了。

•家人也一同克服比較不健康的飲食習慣

家中開始避免囤放一些零食和含糖飲料吧，多準備一些水果在冰箱中，如果遇到嘴饞或口渴，就盡量以水果解饞或喝白開水解渴，只要家中找不到零食或飲料，也和孩子約法三章不可以用零用錢買零食，大多可以慢慢戒除孩子對零食的依賴性。許多奇怪的習慣根源都在爸爸或媽媽身上，有的大人就是愛吃豆乾、蜜餞、洋芋片、各種品牌忠誠度高的零嘴，雖然自己約略知道這些東西並不利健康，但總是禁不起誘惑，偶爾還是會買來吃到過癮，這些情形看在孩子眼裡，久了習慣了也會覺得無可厚非，所以，全家人一起加入「健康飲食家」的行列，好好的檢視自己和家人的飲食內容吧。

•建立家人的默契，利用「紅綠燈」的概念，討論食物的食用時機

剛開始對於非營養專業人士的一般家庭中，要確實掌握出健康飲食的精神或實質內容，真的非常困難，連各種食物要吃多少份量、一天共要吃多少，都還摸不著頭緒。其實，對於一般家庭，千萬千萬不要把問題複雜化，會讓全家都更緊張，可是可以運用「紅綠燈」的概念，來選擇食物的種類，再利用簡單的口訣，來提供份量的概念，只要可以漸漸熟悉「種類」與「份量」，距離理想狀況就越來越近了。最早使用紅綠燈的燈號辨識模式來判斷食物的品質，是由艾司丁博士

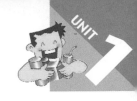

（Epstein, LH）在1996年發表的論文中，艾司丁博士以小朋友耳熟能詳的燈號，和燈號代表的意思，轉而連結到對食物的思考模式上，當初的論文中只針對體重肥胖的兒童進行飲食的控制，因此簡單的把食物區隔成「紅燈」、「黃燈」和「綠燈」三種類別，如果是脂肪、糖的含量很高，就屬於紅燈（停），減重的孩子一律要避免食用，例如薯條、炸雞、汽水、可樂、糖果等；即使是六大類食物中的主食類和蛋白質類、油脂類，因為主要提供了熱量，必須要適量的吃，因此列為黃燈（小心通過）；蔬菜與水果熱量較低，可以吃比較多的份量（通行無阻）。因為當初針對的對象是減重族群，食物的種類又偏西式，因此，在食物的種類選擇上，會與傳統認知中的飲食內容有點偏頗，而大部分孩子其實也還不需要到飲食控制減重的範疇，所以若將他的定義轉化成中式飲食，就紅綠燈的食物內容定義上，可以有一些更動。原則上，「綠燈」表示各種新鮮、安全，可以提供身體熱量與成長需要的食物，採用清淡的烹調方法製備，每天都要吃到足夠的份量。「黃燈」表示因為烹調的需求，偶爾會加入較多的油、糖或鹽分，可以偶爾食用，但是千萬不要吃成習慣，否則也會慢性在身體內累積過多的脂肪或鹽分。「紅燈」在製備上會習慣用更多的油、糖和鹽，因為口味較重，也常常成為大人小孩愛不釋口的食物選項。一般人很難真的很細項的去記住各種品項的分類，卻可以用一個比較簡單的方法，就是利用「油糖鹽」的含量辨別：含量越多，就偏紅燈，含量稍多，就屬

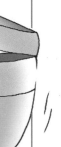

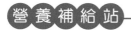
營養補給站

黃燈，天然新鮮的食物，就是綠燈。用簡單易懂的方法，即使是和孩子一同出外用餐，也可以先和他一同練習紅綠燈的分類，等到養成一定的習慣與默契，孩子對食物的選擇功力將會大大的增加。

表1-13　「紅綠燈」的飲食種類建議法

	●綠燈	黃燈	●紅燈
食物定義	新鮮、安全	含有些許油、糖、鹽	含有大量油、糖、鹽
食用頻率	每天都要吃	偶爾食用	盡量避免
五穀根莖類	白飯、糙米飯、麵條、小餐包、蘋果麵包、飯糰、穀麥片、饅頭、銀絲卷、烤地瓜、蒸芋頭、芋圓、綠豆湯、紅豆湯、小湯圓、廣東粥	燒餅、拉麵、炒飯、市售炒麵、市售炒米粉、波蘿麵包、起酥麵包、加餡麵包、油飯、滷肉飯、蛋餅、煎蘿蔔糕、加餡湯圓、米果、蔥抓餅、水煎包、蚵仔麵線、車輪餅	油條、甜甜圈、泡麵、炸地瓜、炸薯條、洋芋片、沙琪瑪、各種糕餅、加入奶油和糖霜的蛋糕、零食
蔬菜類	各種川燙蔬菜、水炒蔬菜	乾扁四季豆、大量油炒蔬菜	油炸蔬菜（日本料理）、蔬菜罐頭（菜心、筍絲、脆瓜）、醃漬蔬菜（酸菜、蘿蔔乾）
水果類	各式新鮮水果	乾燥水果乾（非油炸產品）、100%純果汁、葡萄乾、蔓越莓果乾	稀釋果汁、各種蜜餞
奶類	脫脂白牛奶、低脂白牛奶、低糖優酪乳	全脂牛奶、各種調味乳、低脂低鹽乳酪	稀釋乳酸飲料、高脂乳酪、冰淇淋、煉乳、各種鮮奶油

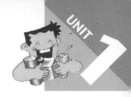

	●綠燈	黃燈	●紅燈
食物定義	新鮮、安全	含有些許油、糖、鹽	含有大量油、糖、鹽
食用頻率	每天都要吃	偶爾食用	盡量避免
蛋豆魚肉類	各種不含皮和油脂的肉品、蒸蛋、豆腐、豆漿、豆花	魚鬆、鹹蛋、皮蛋、內臟類食物、虱目魚丸、花枝丸	炸雞、炸紅糟肉、炸豬排、麵筋罐頭、肥肉、蹄膀、豬皮、雞皮、培根、火腿、香腸、熱狗、肉鬆、鹽酥雞、肉醬罐頭、貢丸、魚餃、蝦餃、豆腐乳、炸臭豆腐
油脂類	正確使用量的烹調用油	花生、瓜子、杏仁、核桃	沙拉醬、奶油、花生醬
飲料類			汽水、可樂、稀釋果汁、運動飲料、花茶、奶茶、珍珠奶茶
調味料	醋、黑胡椒、白胡椒		沙茶醬、芝麻醬

◆參考資料：〈飲食看燈行，活力加把勁〉，教育部與董氏基金會共同編印之教育宣導單張。

　　接著是對份量的概念，以小學高年級的孩子，依照主食類、蛋豆魚肉類、蔬菜類、水果類、奶類的份量順序，分別是4碗飯、3兩肉、2碗菜、2份水果和2杯牛奶（可參考表1-3，P23），所以家長和孩子都可以直接以數字的簡化口訣「43222」，來作為一天以內所需要的飲食總量準則，如果是國中生到大專生階段，飲食總量口訣在男生就成了「65322」，女生為「44322」。當然，爸爸媽媽可以衡量一下孩子的運動量，適度的增加或減少五穀根莖類的熱量供應，但是對於提供保護功能的蔬菜和水果，一定要吃到這樣的比例，甚至有許多大男孩是非常「肉食主義」的，如果短時間內無法將肉的用量調降，就必須將蔬菜的

食用量再調高，讓身體可以維持一個比較安全的酸鹼比值，對長期的健康將較有保障。有了這些口訣當成判斷進食總量的基本概念，再利用前述文中所提到的各類食物的代換方法，漸漸習慣之後，至少不會偏離需要量的理想太遠，不論是對於各種營養素間的均衡、熱量是否充足而不過量，家長和孩子間都可以更簡便的運用，而不再覺得「營養」的概念，總是距離自己好遠好遠……。

• 保留一些彈性空間

食物本身就是生活中很重要的一個因素，除了供應了身體需要的基本營養素，讓生理機能可以順利正常發揮，也提供了很重要的心理滿足效果，讓情緒獲得緩解，所以會常常看到許多人習慣在飯後一定要再吃一些甜點，才會覺得這餐有個美好的句點。同樣的，對於原來已經根深蒂固的不當飲食概念，如果想要在一夕之間完全轉變，基本上是很不切實際、也不盡人情的，全家可以商量出以「頻率」來控管和調整原有想要變動的習慣，例如：孩子喜歡速食類的食物，可以漸進式的從每週一次，調整到每兩週一次，等到已經比較適應這樣的時間性，再改到每個月一次，或是約定好一個半月或兩個月再光顧一次。在選用速食後，媽媽也要注意在餐間補足水果，和在次餐或次天補足應有的蔬菜份量，仍然可以讓孩子兼顧他們的心理滿足，也可以將速食中的不足營養補齊，達到一個雙贏的局面。其實，許多營養學界的專家會批判速食，主要是因為營養結構的偏頗，和動物性脂肪的偏高，擔心一般民眾太過依賴速食，又不知道該另外補充蔬菜和水果，對慢性疾病

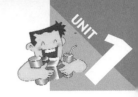

的發生，可能難辭其咎。但是就食品衛生的角度，速食業者為了品牌的經營，對於食物衛生的控管流程，是值得肯定的，所以如果外出旅遊，逛遍了店家卻不知道該用什麼填飽肚子，招牌醒目的速食還是不錯的選擇，既可以填飽肚子，也快速方便，同時比較不必擔心衛生的問題。爸爸媽媽再幫孩子添購一些水分含量較多的水果，就可以稍稍避免吃太多油炸食物所造成的口乾舌燥。

● 利用資源，獲取正確的健康資訊

因為現代人越來越注重養生的概念，所以透過報章雜誌、書籍期刊、電視或廣播節目，都可以不經意的閱聽到許多健康議題的資訊，但是對於工作繁忙的職業婦女，如果沒有時間閱讀報紙，可以建議她們閱讀專業度夠的雜誌，一般都會有以專題報導的方式，呈現某一議題的保健觀念、飲食觀念、甚至會提到從中醫和西醫或營養師的角度來討論，整體的概念會比片段式的輸出更讓讀者知道來龍去脈。如果不方便取得類似的書籍或雜誌，也可以從網路得到需要的訊息，尤其一些官方的網站，例如健康九九、食品資訊網、各縣市衛生局網站等，都是衛生當局提供民眾可以上網查詢健康議題的資料庫，不但可以查到基本的營養知識或疾病預防訊息，對於一些健康的時事消息，或食品的抽檢報告，也都可以知道結果。以網際網路搜尋資料時，也不免會出現部分網站是為了銷售商品所提供的健康訊息，這些資料為了包裝商品的價值，在用字上可能會出現避重就輕、或是對部分議題有所偏頗，還需要消費者自己小心的多方查證，才不會陷入了「盡信書不如無書」的矛盾情節中。

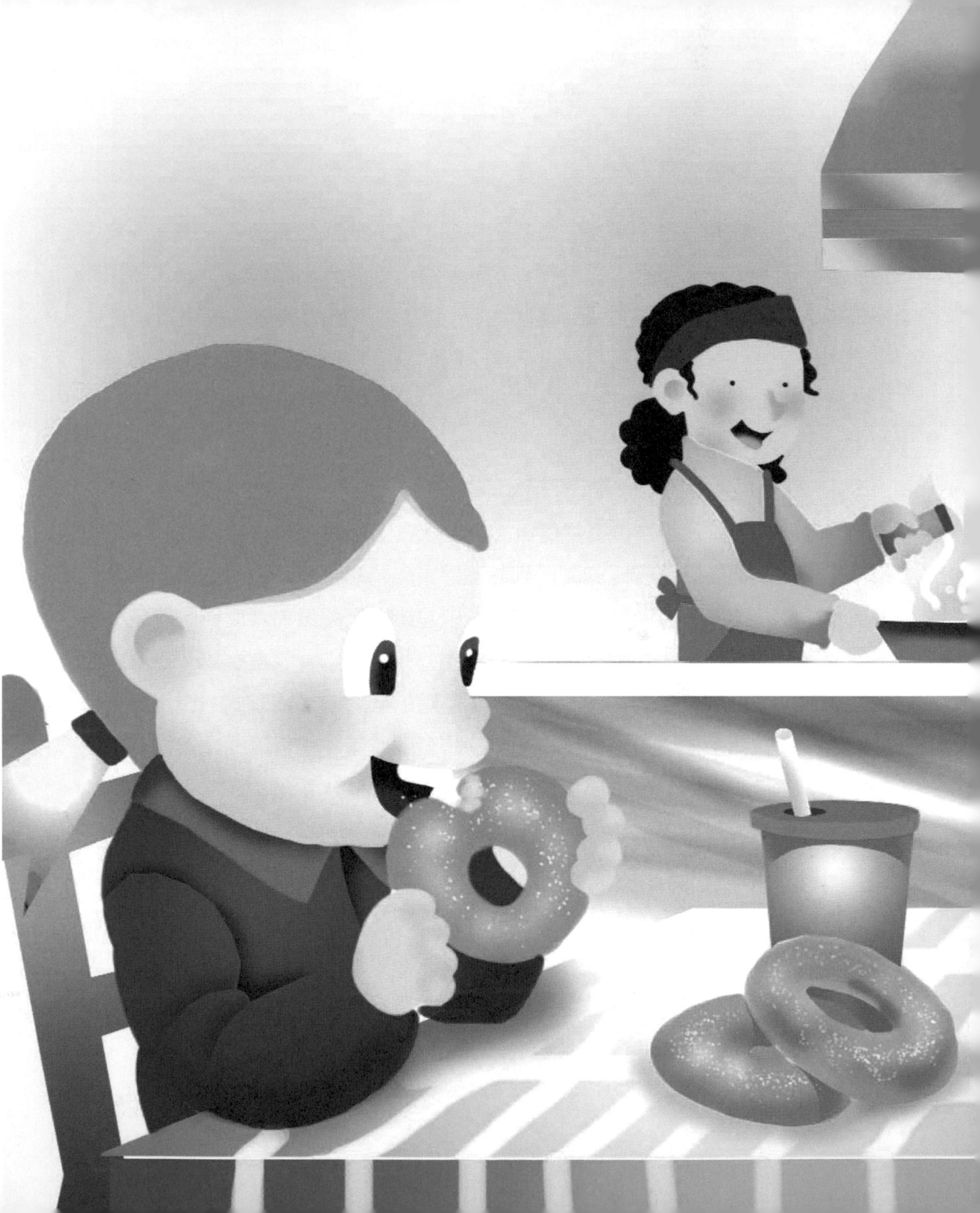

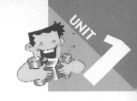

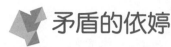 矛盾的依婷

「依婷啊，媽媽幫你買了甜甜圈，趕快來吃，否則糖粉化掉了，就沒那麼好吃囉！還有珍珠奶茶呢，快點出來吧！」

依婷一聽到媽媽從菜市場回來了，早就知道媽媽會幫她買好吃的回來，一聽到開門聲時，依婷已經自動自發的到浴室洗手，準備開動了。媽媽把現炸的甜甜圈和冰涼的珍珠奶茶放在餐桌上，就先到廚房整理今天買的菜色，一出廚房，才發現依婷已經自己開始吃了，媽媽問：「依婷，這家甜甜圈不賴吧，我還排了好久的隊，請老闆娘多灑一些糖霜，有沒有好吃一點啊？」依婷一口一口細細的享受著香味濃郁的甜甜圈，口乾了又喝了一口珍珠奶茶，點點頭對媽媽說：「真的很好吃耶，現炸的果真不一樣。」接著又說：「我可以吃幾個？」媽媽看著寶貝女兒，笑著說：「你問姐姐要吃幾個，剩下的都給你吧！」

依婷拉開嗓門，說：「姐，你要不要吃甜甜圈啊？不然我要吃掉囉！」姐姐依純正在打電腦，對著餐廳喊：「我不吃了，都給你吧！」依婷一聽到回應，露出正中下懷的滿意微笑，更加仔細的品嚐心愛的甜甜圈。

依婷是國小五年級的小女生，姐姐依純已經國中二年級了，姐姐的身材瘦瘦高高，外型也很清秀，她自己很注意所吃的東西，因為怕長青春痘，所以對油炸的食物興趣不高。

妹妹依婷很喜歡吃好吃的東西，她是媽媽最貼心的小可愛，因為媽

媽無論煮什麼菜色，依婷都會對媽媽說：「媽咪，你煮的菜真的很好吃耶！」不僅嘴巴甜，會大大誇讚媽媽的手藝，依婷也真的會吃好多，讓媽媽更有信心研究食譜，想變出更棒的菜色讓家人享用。媽媽知道依婷愛吃美食，只要上街買菜或經過麵包店，都會特地幫依婷挑一些口味道地的點心，讓依婷品嚐一下，所以下課後，依婷就會馬上衝回家，因為媽媽每天都會給依婷不同的驚喜，讓依婷可以大飽口福。依婷最喜歡假日了，媽媽還會特意到菜市場買一些假日才買得到的燒臘、或特殊風味的小菜，今天又買到了招牌甜甜圈，依婷覺得好幸福啊。

　　姐姐依純從房間走出來了，看到妹妹還在吃，隨口問：「依婷，好吃嗎？你總共吃了幾個了？」依婷點點頭，說：「很好吃呢，你現在後悔還來得及喔，不然我就要吃第四個了。」依純一聽，搖搖頭說：「你不怕吃太多啊，我說都給你，就真的都會留給你，你可以留到下午再吃啊，一下都吃完，不怕太撐啊？！」依婷有一點尷尬，又不願意示弱，只好說：「是甜甜圈太好吃了，我是不知不覺中一個接著一個的，才不是怕你後悔哩。」依婷只好把手從第四個甜甜圈上空伸回來，把嘴唇上的糖霜舔乾淨，到廚房去洗手了，順便看看媽媽今天買了什麼好菜。

　　如果有時間，依婷喜歡陪媽媽做菜，媽媽會叫依婷幫忙洗洗切切，還會偶爾告訴依婷煮菜時要注意的小偏方，依婷聽久了也都耳熟能詳

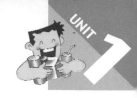

了。總之，依婷對「吃」的興趣很高，同學如果告訴依婷那一家餐館的菜很好吃，依婷也會想辦法請爸爸媽媽在假日時帶著她和姐姐一同去試吃看看。

依純也跟著進了廚房，看看媽媽和妹妹忙些什麼，又聽到妹妹正在誇讚剛剛下肚的甜甜圈，依純對媽媽說：「媽，你不要讓妹再吃了啦，一直吃一直胖怎麼辦？」的確，依婷從小的身材就是白白胖胖的，只有臉因為小時候趴睡，所以臉型比較像瓜子臉，但是稍微「嬰兒肥」的身材，從小到現在都沒什麼變，因為很能吃，媽媽從來不必擔心依婷有什麼偏食

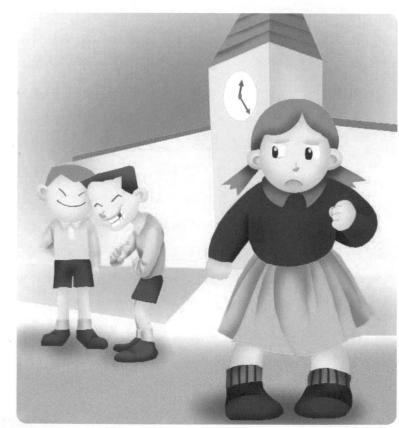

或挑食的問題，反而是姐姐，因為愛漂亮，上了國中以後，就很注意自己的食量，叫她多吃一點都不肯。

姐姐接著說：「妹，不是我說你，你這麼能吃，不怕被同學笑啊？」「只要是我的好朋友，都不會笑我的，至於那些臭男生，我也不想理他們。」依婷回答。「依婷，上了國中可就不一樣了，班上比較胖的女生都常常會被男同學開玩笑，你越不理他們，他們會笑得越誇張，總之，會很難看就是了。」這已經不是第一次姐姐想好心告訴依婷，對好吃的東西應該適可而止，才不會讓自己變成同學的笑柄。妹妹再一年多就要上國中了，還一臉愛吃相，媽媽也不管，有時想想還真的覺得「皇帝不急，急死太監」。

其實，依婷在班上已經常常飽受男同學的嘲諷了，只是礙於面子，一直都不敢回家抱怨，因為知道如果對姐姐抱怨了，姐姐一定會說：「你看你看，我說的一點都沒錯吧，叫你不要一直吃，被嘲笑了吧！」也不敢向媽媽說，因為如果一說，「媽媽是不是就會聽從姐姐的話，開始控制我的點心？這樣的損失太大了。」依婷一邊想，一邊更捨不得放棄這些美味的點心。而學期剛開始，校護阿姨在測量身高體重時，就有告訴依婷要多運動、多吃蔬菜，少吃點心和零食，旁邊的男同學竟然還說：「護士阿姨，你叫依婷去參加減重班好了。」害依婷當場想找個地洞鑽進去。

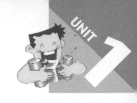

「天啊！這樣的選擇好難喔！」依婷還不知道要選各種美味的點心，還是要選擇「減肥」，因為選了其中一個，就沒辦法選另一個，而且只要看到喜歡的食物，依婷也會立刻下決定對自己說：「減肥的事明天再想吧，先把這個蛋糕吃掉就好。」結果每次永遠是美食戰勝意志力。「如果國中的男生更壞，那我該怎麼辦呢？」

營養補給站

許多大人和大小孩在面對喜歡的食物和世俗的體位判斷時，都會像文中的依婷一樣，常常處於兩難的局面，想要享受美食，就必須忍受被嘲諷的不堪，為了保持標準體重，就必須常常犧牲心愛的點心，吃與不吃之間，都是一種煎熬啊。

其實，依婷的主要問題在於「適當的節制」，從小媽媽覺得幫依婷準備食物，可以得到很多成就感，因為依婷吃得多也吃得好，就會更主動供應更多食物給依婷，讓她不知道節制的重要性。依婷的年齡已經開始接近青春期，曾經有研究發現，青春期的女生，比較容易造成持續性的肥胖問題，因為女生的體脂肪組織會增加約40%，而青春期

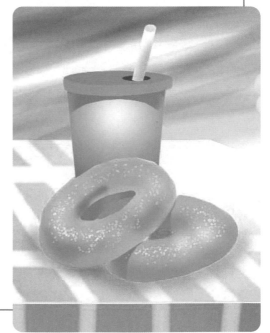

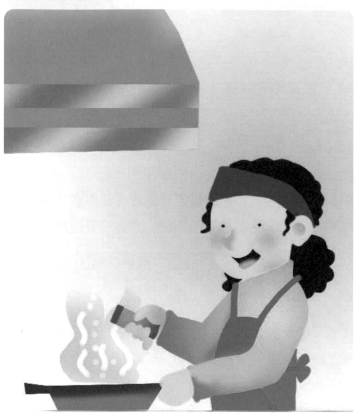

如果已經屬於肥胖的女生，進入成年期會肥胖的機會也偏高，因為統計數據中，大約有30％的肥胖成年女性，她們在青春期時期就已經是肥胖身材了。所以不僅依婷需要節制，其實媽媽更要從旁邊做好輔助的角色，讓依婷的菜色供應從「量多」轉變到「精緻」，對熱衷美食的依婷也不至於造成太大的心理落差。因此，有一些方法可以讓依婷的媽媽參考和執行：

• 改用水果代替課後的高熱量甜點

　　孩子小時候因為胃的容量小，為了補足一天內所需要的營養與熱量，都會在兩餐間多一餐的點心。但是孩子漸漸大了，如果一餐中可以吃下的份量已經較多，

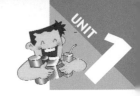

這時候將一天中所需要的食物份量，大略估算後分攤到三個餐次中，餐間的點心就可以省略了。但是許多孩子喜歡點心的多變與可口，往往願意犧牲正餐而屈就於點心，可就變成本末倒置的局面了。因此，遇到孩子習慣吃點心時，可以考慮將預計在晚餐後才供應的水果，提前挪到下午或傍晚時段食用，就可以將熱量偏高，但可提供的微量營養素較低的各式甜點，先暫時退位了。

• 注意各種點心的供應量與頻率

如果孩子對各種點心仍然無法忘懷，就必須以量和頻率來稍微控管，採用漸進式的方式，或每週只供應一至兩次，讓孩子漸漸習慣和這些熱量偏高的美味甜點，稍微保持一點安全距離。

• 媽媽的菜色盡量清爽

許多孩子從小就是美食主義者，對特定的食物會有特別的意見，也會有預期的品味心理，這樣的孩子如果遇到對味的食物，都會好好的大吃一番，頻頻讚許媽媽的手藝。一般而言，屬於主菜的肉類或魚類烹調，會比較講究口感的調味與火候的控制，如果要讓孩子不要吃得過量，最好稍稍將主菜的烹調習慣改成清蒸、快炒、燉煮等清淡的方法，而較少提供油炸、紅燒、醬滷等重口味的菜色，後者的烹調方式因為非常下飯，很容易讓食慾特好的孩子吃得更多，只能偶爾提供一些。媽媽還是可以透過清爽的菜色風味，贏得家人的掌聲，為了孩子的長遠健康，健康訴求的料理是很重要的支撐動力。

● 考慮透過營養師評估，採用「平衡低熱量飲食」

　　如果孩子的身體質量指數（BMI）經過計算之後，已經到達過重的程度，媽媽就必須特別注意飲食量的調整，避免再讓體重持續飆高。但是，當孩子的BMI如果已經屬於肥胖的範疇，可以考慮參加由學校或醫院所舉辦的減重班，讓孩子從飲食和運動著手，避免情況惡化。一般而言，對於中度肥胖的兒童或維持減重後體重時，會利用到「平衡低熱量飲食」（Balanced hypocaloric diet），但對於嚴重肥胖的孩子，就必須使用較嚴格的「低熱量、低醣、高蛋白」的減重飲食，稱為

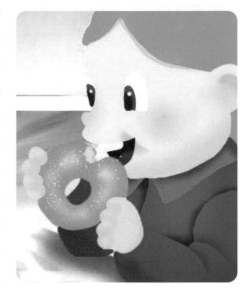

「Protein-sparing modified fast diet（PSMF）」，因為控制的程度比較嚴格，副作用也較多，所以如果選擇採用了PSMF飲食法，必須全程都有熟悉這種減重方法的營養師全程監控。詳細的營養比例等問題，將在第三章中的「肥胖專題」中做更進一步的說明。

● 適度增加運動

　　許多孩子迷戀電視、電動玩具、漫畫書、甚至是打電腦上網的程度，會讓他們把需要體能運動的休閒活動，漸漸的犧牲而不願意參與。這種感覺對許多中年的

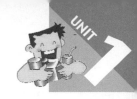

爸爸媽媽也並不陌生，越不動、越少動，就會漸漸的更不想動，而且一動就好容易疲勞。可是孩子正處於發育期，適度的運動對肌肉的訓練和身高的養成，都有非常直接的助益，如果又外加了正在進行這些靜態活動時，桌邊又固定放了一包零嘴，一邊吃、一邊玩或看，事情的嚴重程度可就更大了。多多鼓勵孩子跑跑跳跳、參與球類運動，許多爸爸媽媽都會處在只出一張嘴的角色，自己也不想動，可能對孩子的說服力就不太夠了，可以陪著他們一起騎腳踏車、快走、多爬樓梯而不坐電梯，甚至幫他找一些可以一起打球的朋友，都是可以積極進行的有效方法。

• 試著改變飲食行為

行為的改變是最難徹底執行，卻是最有效的重要方法，而且對兒童或青少年而言，只要在這個時期建立了正確健康的飲食行為和生活習慣，對他們往後的健康意識，將建立不可磨滅的有效利基。行為的改變可以囊括了營養教育、自我監督、對誘惑的自我控制、持續的運動和態度的改變，都是影響體重控制的重要成因。文中的依婷因為媽媽對她的飲食需求永遠提供源源不斷的供應，所以媽媽最好也一同和依婷進行行為改變的調整。臨床上會發現一些有趣的現象，孩子到減重班上課時，都已經被營養師教導得很懂食物份量、種類和頻率的問題，可是回家只要一喊餓，總是會有好心的家人和朋友會熱情贊助一些飲食計畫外的食物，還鼓勵他們多吃一些，這些過度的熱情，只是會讓孩子的體重控制計畫拖延更久，親友們還是得多多三思啊。

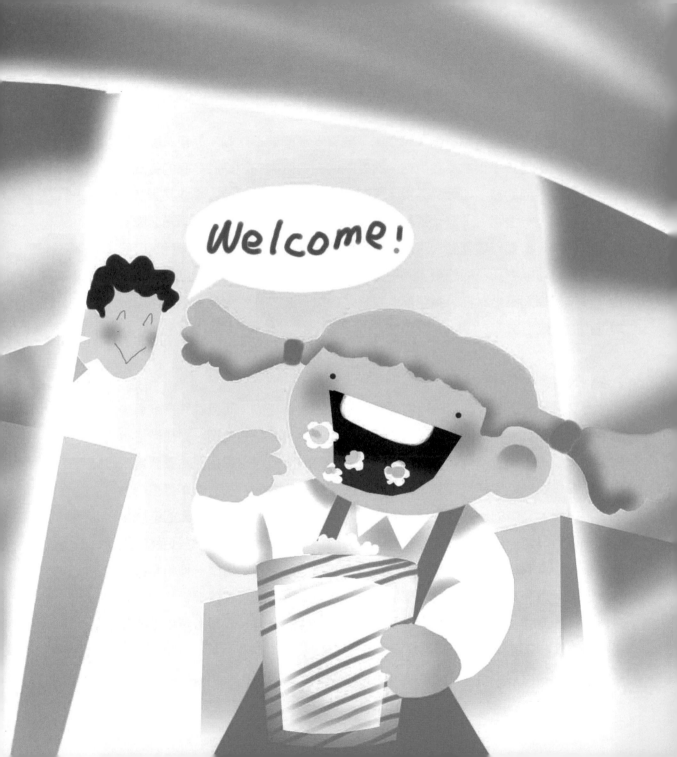

UNIT

2

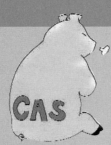

聰明選擇「酷」食物

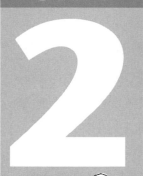

青少年朋友在選擇食物的時候，
幾乎都是跟著「感覺」走，只要感覺對了最重要，
流行感夠不夠也很重要，
但是否真的是身體需要的營養，他們比較不會在乎。
其實，最酷的食物應該是可以讓身體隨時處在最佳狀態，
在這個章節中，
將就早餐、水分補充、一天的飲食安排等問題進行討論，
希望提供家長和孩子們一些實用的飲食概念。

聰明吃早餐

每個人都知道「一日之計在於晨」，早餐最重要，可是卻往往會找一堆藉口，讓自己可以名正言順的不重視早餐，如果要問青少年朋友都吃了哪些早餐，營養結構優不優，可能就會出現一些問號了。

表2-1是摘錄自李蘭教授等人所進行的「民眾之營養飲食知識及飲食行為結果」之調查報告中的早餐食用比例數據。每天有固定吃早餐習慣的，大約佔了七成到八成。另外的調查數據也指出，如果以吃早餐的地點來分析，學生族大約有42%的比例會在家中食用早餐、45%會到學校才吃、另外的13%則是在早餐店中解決；如果探討早餐的供應來源，學生族的早餐有30%是家人準備、10%在早餐店買、30%從攤販處購得早餐、28%會到便利商店買調理食品、剩餘的2%為其他來源。

表2-1 國人吃早餐的比率依性別、年齡層、職業之分佈

分類		受測人數	每天都沒吃早餐（%）	每天都有吃早餐（%）
性別	男性	4115	3.2	79.7
	女性	4074	3.2	80.5
年齡	7～12歲	1975	0.8	82.0
	13～18歲	1641	2.4	72.5
職業	學生	3513	2.4	76.0

如果依照調查的數據可以推論，約有六成的學生族是自己食用早餐的，爸爸媽媽很難真的了解孩子在外頭，到底吃了哪些東西來提供一天當中最

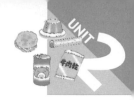

重要的一餐。其實在都會區中，隨著居住人口的作息，早就演化出一些配合不同族群需求的臨時攤販，從早餐、午餐、點心、晚餐、到宵夜，都可以隨時吃到喜歡的食物和口味。在早餐中，國人的選擇是非常多樣化的，例如：

中式早餐：各種鹹或甜包子、小籠包、各種鹹和甜燒餅、油條、饅頭、大腸麵線、飯糰、蘿蔔糕、蛋餅、煎餃、飯、米漿、豆漿、餡餅、茶葉蛋、關東煮、各種台式麵包、涼麵⋯⋯等。

西式早餐：漢堡、薯餅、各式三明治、玉米穀麥片、燕麥粥、杯子蛋糕（Muffin）、培果麵包（Bagel）、鬆餅、法國麵包、披薩、鮮奶、果汁⋯⋯等。

其實學生族除了小學生以外，上了國中以後，為了可以準時到校，就會開始出現把早餐帶到學校食用的情形，而且所佔的比例越來越高，高中學生已經有部分外宿，大學生更是幾乎自己顧自己，所以應該做的是讓孩子們自己知道早餐應該有的內容。首先先從「份量」說起，如同表1-4（P.26）的範例中，孩子的早餐中可以吃到相當於一碗飯份量的主食類，最好搭配1份蛋白質食物，因為早餐中準備蔬菜的困難度較高，在節省時間的前提下，一般都會省略，但是倒可以考慮提供一點簡單的水果。這樣的早餐結構，大約可以提供450大卡的熱量，如果再加一杯低脂鮮奶，總

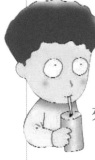

共約可以提供570大卡的熱量。在這裡也列出一些市面上常見的早餐選擇，並依照它們的主食類、蛋白質類、油脂類的份量與可以提供的熱量列出，讓家長與孩子們可以有些份量的基本概念。

表2-2　市面上常見的早餐營養比例

食物名稱	重量（公克）	熱量（大卡）	主食類（碗）	蛋白質類（份）	油脂類（份）
薯餅1塊	54	163	0.1	0	3
皮蛋瘦肉粥	360	151	0.4	0.4	0.2
蔥油餅	100	157	0.4	0	1
小肉包	76	173	0.45	0.5	0.2
大肉包	118	246	0.6	0.8	0.4
芋香包	74	168	0.6	0	0
菜包	108	206	0.6	0.5	0
香菇肉包	90	238	0.5	1	0.5
叉燒包	53	228	0.6	0.8	0
奶油麵包	73	240	0.6	＊	1.6
香蔥麵包	66	208	0.5	＊	1.5
草莓麵包	95	207	0.6	0.1	0.7
紅豆麵包	80	247	0.8	＊	0.5
煉乳布丁麵包	125	237	0.6	0.5	0.7
起酥肉鬆麵包	115	389	0.8	1	2
波蘿奶酥麵包	93	495※	0.4	＊	4
大熱狗	70	235	0.25	1	2

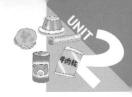

食物名稱	重量（公克）	熱量（大卡）	主食類（碗）	蛋白質類（份）	油脂類（份）
蘿蔔糕	195	241	0.7	0	1
鬆餅+奶油	160	247	0.4	0	3
油條	65	255	0.75	0	1
燒餅	80	269	0.8	0	1
芝麻甜燒餅	85	255	0.75	0	1
芋頭甜燒餅	85	255	0.75	0	1
甜甜圈	61	281	0.6	*	2.5
藍莓培果	91	275	0.8	0.5	0.3
原味培果	91	275	0.8	0.5	0.3
蛋餅	110	305	0.5	1	2
全麥饅頭	140	308	1.1	0	0
火腿蛋三明治	105	318	0.6	0.8	2
鮪魚三明治	125	324	0.7	0.5	2
肉鬆蛋三明治	105	376	0.7	1.2	2
肉鬆三明治	105	305	0.5	1	2
總匯三明治	115	393	0.6	1.5	2.5
培根蛋漢堡	80	223	0.5	0.2	1.5
豬肉滿福堡	130	361	0.7	1	2
漢堡蛋	150	378	0.6	1	3
滿福堡加蛋	166	459	0.7	2	2.5
滿福堡	144	305	0.5	1	2
飯糰	180	318	0.6	0.8	2

食物名稱	重量（公克）	熱量（大卡）	主食類（碗）	蛋白質類（份）	油脂類（份）
大飯糰	250	419	1.2	0.5	1
肉鬆御飯糰	113	245	0.5	1.4	0
土司夾花生醬	90	314	0.8	0	2
花生醬厚片土司	100	342	0.9	0	2
奶油厚片土司	89	266	0.9	*	0.3
巧克力厚片土司	100	370	1	0	2
奶酥厚片土司	110	450※	0.75	0	4
鍋貼10個	160	465	0.75	1	4
小籠包7個	245	477	0.9	3	0
韭菜盒子	180	510	1.5	0	2

◆說明：1.※因為材料中添加了乳製品，所以熱量稍高。2.「*」表示稍有含量。

　　從所舉例的食物種類中可以發現，一般主食類如果要吃到建議的份量，相對的連帶會吃進身體的油脂含量也會非常驚人，許多孩子因為早起，食慾並還沒有很好，也沒有辦法吃進建議的份量，覺得有吃就很好了，並不會真的考量品質的問題。

　　注重早餐的品質有其必要性。經過了一夜的消化作用，前一個晚上所吃的食物都已經被分解，血糖的濃度在清晨起床時是最低的，低血糖的情形會讓腦細胞的熱量供應不足，反應出來的生理症狀就是注意力無法集中、無精打采、心跳加快，這時候如果可以由五穀根莖類提供一些多醣類食物，讓血糖緩緩上升，再透過蛋白質食物的後續持

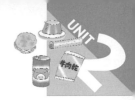

平穩定血糖，將可以讓孩子在整個上午的學習都非常專注。

　　以這種營養理論來選擇早餐，就會發現如果選錯早餐，孩子的學習狀況、情緒的控制將是直接的受害者。如果只選了蛋糕、甜味麵包、土司夾果醬、很甜的玉米穀麥片等高糖分的早餐，雖然血糖會非常快速的上升，但是因為沒有足夠的蛋白質稍微減緩葡萄糖快速進入血液的時間、並且提供後續的血糖持平效果，快速急速升高的血糖對腦部細胞反而造成威脅，因此身體便自行協調並刺激胰臟分泌胰島素，嘗試將血糖降低，腦部有適量葡萄糖供應的時間，可能只有短短的第一節課。一旦胰島素的作用開始，血液中的葡萄糖會被送到肝臟變成肝醣，或送到脂肪細胞轉成脂肪貯存，血糖快速降低的結果，會發現這時候孩子們又開始無法集中注意力、脾氣古怪、容易生氣、懶散沒有精神，這樣的狀況會一直持續到中午用餐後才告一段落。在經過一夜休息後，上午原本應該是學習力最優的一段時間，卻因為用錯了早餐，讓孩子在搞不清楚自己

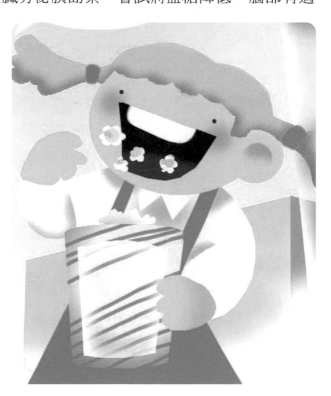

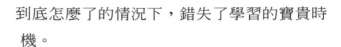

到底怎麼了的情況下，錯失了學習的寶貴時機。

　　如果選了油脂含量較多的早餐，對胃部的排空速度會稍微減緩，孩子可以一直持續到中午，都比較不容易覺得肚子餓，但是，孩子就在不知不覺當中攝取了許多可以避免的油脂，雖然油脂讓食物變得豐富和美味，卻直接讓身體吃進許多熱量，而且因為是「隱形」的，很容易被一般人忽略，而埋下體重過重的危機。

　　就實際的技術層面來看早餐，主要的癥結點幾乎都是時間的問題，如果時間充裕一些，就可以讓一天中最重要的餐次可以吃得更從容而有效率，例如前一天晚上可以多煮一些白飯，第二天一早用微波熱溫一碗、再煎個荷包蛋，另外，準備個保久乳到學校喝，就可以符合早餐的基本結構。也可以利用土司或饅頭夾起司片或蛋，再搭配豆漿、優酪乳、鮮奶豆漿，也很快速簡便。雖然是老生常談的一句話，「每天都要吃早餐」，還是有人會覺得省略一下也無妨，但就幫助孩子的學習能力上，「每天要吃正確的早餐」可能輔助的效用會更明顯多了。

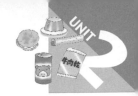

喝水最健康

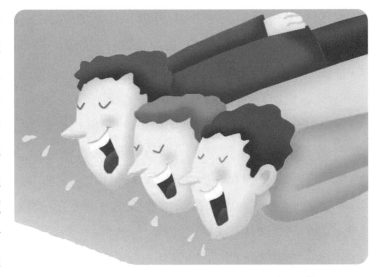

你們家的孩子喝白開水嗎？可能很少吧，許多青少年朋友出門，一方面零用錢充裕、一方面要跟著流行感走，直接買包裝飲料解渴的比例相當高，很少還會從家裡帶著一瓶白開水出門。根據一份在台灣中部國小高年級的飲料調查中發現，在400多位國小高年級的小朋友中，最常喝的飲料是運動飲料、果汁、乳酸飲料、奶茶等，其實這些孩子大多都知道最好不要太常喝飲料，但是如果家裡就有現成的飲料，很難讓他們完全不喝，因此透過家長和老師的重複教導、學校內避免販售含糖飲料，家中也不要購買，都可以適度的降低孩子的飲用頻率。相類似的調查在台灣南部也曾進行，結果發現約有75％的孩子會利用零用錢購買含糖飲料，每個星期中會購買2～3次含糖飲料的孩子幾乎達五成之多，可以想見師長在教導這些孩子對含糖飲料的抗拒能力上，還可以多多努力。

國中生的品味又是如何呢？在台灣北部進行的國中生飲料調查中發現，

349位有效樣本中平均每人每星期喝的含糖飲料約有1716c.c.，零用錢越多的孩子，越常購買含糖飲料，女生對含糖飲料的克制能力比男生好，越高年級的孩子，也越有自制能力可以拒絕飲用含糖飲料。以一般包裝的寶特瓶為例，每瓶容量大約是600c.c.，這些孩子每個星期可以喝三瓶左右的份量，以每瓶180大卡的熱量計算，光是可供應的空熱量，就有540大卡，而且就在不知不覺當中進了肚子。另外一個在同一地區但不同時期的調查研究指出，552個受測對象中，平均每個星期可以喝到7.9罐飲料，最受歡迎的飲料前三名，依次為乳酸飲料、茶飲料、運動飲料，男生會比女生喝更多的碳酸飲料、機能飲料和運動飲料。孩子的眼光如何去決定要挑哪一種飲料喝呢？答案是價位要合理、口味要對味、一定可解渴。

　　大部分的家長都知道含糖飲料會為孩子添加空熱量，因此也曾想辦法稍微禁止，有些家長則是自己也沒有辦法以身作則，因為自己本身就是各種飲料的忠實顧客。其實這些含有單醣的食物，在代謝過程中會用掉維生素B_1、維生素B_2和菸鹼酸，如果孩子太喜歡喝飲料而影響正常飲食量，最明顯的就是兩極化的發展，其一是飲料喝飽了，正餐就不想吃了，一些必須的營養素可能攝取不足，這些沒有補充足夠的維生素B群又要被拿來代謝飲料或甜食中的糖分，基本上對腦部或身體其他部位需要維生素B群時，當然就不夠用了。另外一種是

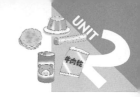

體重的過度發展，這些孩子可以正餐照吃、飲料照喝，吃進去的單醣就可以很好的被轉化成脂肪儲存，慢慢演變成體重過重甚至是肥胖的問題。

飲料有它存在的價值，在某些場合它仍然可以提供一個社交的工具，但是對於營養素的供應、或是解渴的功能，就必須大大打一個問號了。如果回歸到之前曾經提到的飲食四大原則：品質、種類、份量和頻率，「到底該怎麼喝飲料？」這個問題就比較好解決了：

品質：飲料的品質首先要訴求解渴的功能，老實

表2-3 不同的含糖飲料可以提供的糖分和熱量預估值

產品類別	不同種類的含糖量範圍（公克/100c.c.）	每100c.c.平均含糖量（公克）	250c.c.的含糖量（公克）	250c.c.熱量（公克）	350c.c.的含糖量（公克）	350c.c.熱量	500c.c.的含糖量	500c.c.熱量
包裝型態			鋁箔包		鐵鋁罐		小包裝寶特瓶	
機能飲料	4～16	10	25	100	35	140	60	240
果汁	7～16	12	29	115	40	161	69	276
碳酸飲料	7～13	10	25	100	35	140	60	240
運動飲料	6～8	7	18	70	25	98	42	168
花茶	5～13	9	23	90	32	126	54	216
奶茶	8～11	10	24	95	33	133	57	228
低糖茶	2.5～6	4	11	43	15	60	26	102

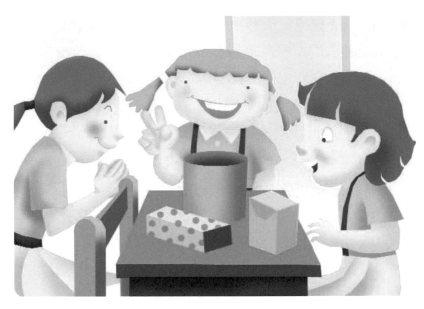

說，越甜的飲料會越喝越渴，所以真的要解渴，只有白開水的效果最好。

種類：如果仔細比較幾種含糖飲料，無論何種種類，每100c.c.幾乎都可以提供4～16公克不等的糖分，實際的含糖比例，都可以藉由瓶裝上的營養標示中獲知，如果想要避免糖分，現階段有「無糖茶飲」的商品，可能是目前除了白開水以外，比較理想的選擇。

份量：有鑒於熱量太多和影響營養素消耗浪費的雙重考量，最好不用每次自己喝完一瓶，可以找幾個人一起分享，就可以同時兼顧口味上的享受、聯誼的功能、也比較不必擔心吃了太多空熱量的問題。

頻率：從前面的研究數據發現，每週三次的飲料消費在現今青少年是很平常的事，稍微將頻率降成一週一次、或二週內三次，主要仍以白開水為每日的水分補充來源，最省錢，也最健康。

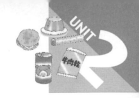

一天的飲食安排

青 春期的孩子在飲食上有一些有趣的特色，許多家長也許並不以為意，但是這些特色如果沒有好好的調整成正確的飲食知識，對他們的健康，並不是一個利多的消息喔。

　　吃很多：有的孩子真的很能吃，他們的肚子就好比是一個永遠填不滿的聚寶盆，可以塞下很多食物，許多爸媽也覺得這樣總比挑食好，然而，事實的重點應該是讓孩子知道吃到多少份量就好，不要把胃給撐大了。

　　吃很快：看這些大孩子吃東西是很恐怖的，有時候會懷疑他們有沒有好好咀嚼才吞。在大腦的飽食中樞約需要20分鐘的時間，才會覺得有飽的感覺，也正因為這些孩子吃很快，在20分鐘之內可能已經吃了過量的東西，胃被撐大了之後，飽食中樞的感覺閾值也會容許更多的食物進到胃中之後，才發出吃飽了的訊息。

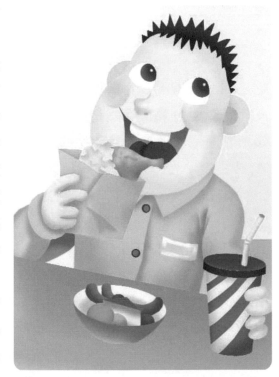

　　隨便吃：如果沒有仔細說明清楚，孩子可能對所有的食物都有勇於嘗試的勇氣，對進食的場所、食物的

選擇都不會太在意，主要原因是他們也真的不太懂，所以應該由家庭教育中持續灌輸正確的飲食習慣，避免禍從口入。

越晚吃越多：許多孩子的飲食習慣很像金字塔形狀，從早到晚的進食量就好比金字塔一般由上到下、越晚吃越多，這樣的生活作息會讓胃腸的負擔更重，只是年輕力壯的時候，身體尚可以負荷而不自覺。

口味重：喜歡吃香喝辣幾乎是年輕人都會走過的歷程，口味越重的會覺得更有勁，但不會去考慮鹽、脂肪、添加物等食品衛生的問題，先享受後再說吧。

從早餐、午餐、點心、晚餐、到宵夜，有的孩子可以不停的吃，但是都吃了紅、黃燈的食物，健康的綠燈食物比例反而很低，這時候多吃的，都反而是造成身體健康威脅的負面食物。其實要達成一天中的健康飲食，有幾項原則可以供孩子們參考遵循：

1.三餐都要吃，而且每餐的份量盡量平均。

2.晚間入睡前3個小時內不要再吃東西了，除非是需要熬夜時，選用一些牛奶燕麥粥，會比較適當。

3.餐間的零食盡量以水果取代，以避免吃太多高糖、高油、或高鹽的食物，還養成想吃就吃的習慣。

4.多喝白開水，這樣可以將快速新陳代謝的廢物排除身體，以維持一身的清爽。

5.依照燈號提醒自己選食物，漸漸的會越來越有概念。

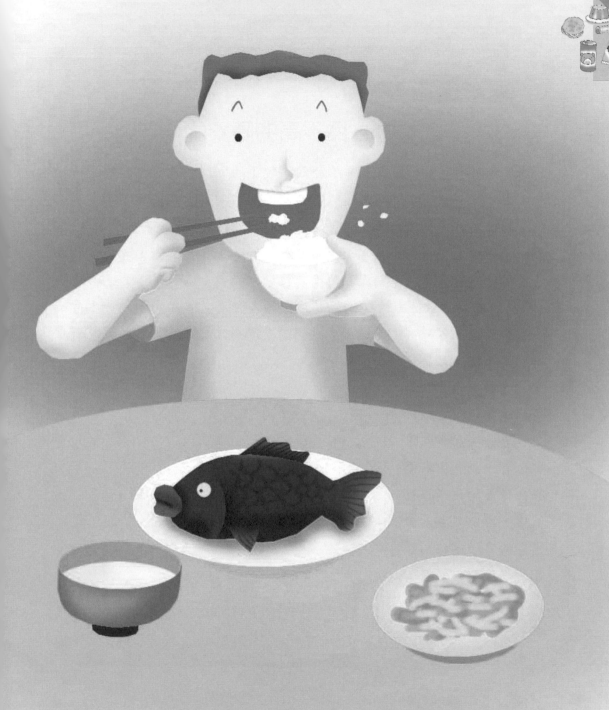

擔心長不高的陳安

陳安從小到大，在班上都屬於個頭較小的一個，媽媽從陳安還小的時候，就已經發現這個問題，也很常熬煮大骨湯、雞骨湯、煮小魚乾讓陳安補充鈣質，而陳安現在已經升上國三，身高卻才剛剛破160公分，眼看著許多好朋友都已經170公分，還繼續再長高，陳安嘴裡不說，心裡卻是非常在意別人在他面前提到「身高」兩個字。

陳安真的有很努力的喝媽媽特地煮的各種湯，當然囉，湯裡也會有許多排骨肉可以一併吃下肚子，媽媽總是覺得陳安正在發育，多吃一些肉才夠營養，只要在家裡吃飯，大魚大肉的往陳安的碗裡送，是常會發生的事。陳安也有運動，因為那些長很高的同學都打籃球，所以只要不必補習的日子，他也會在放學後和幾個好朋友一起玩幾場「鬥牛」後，才帶著一身臭汗回家。

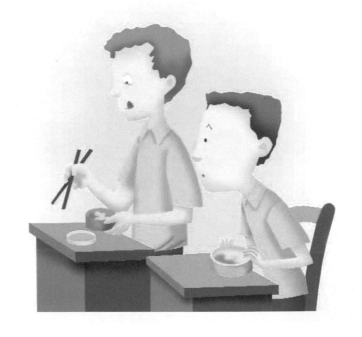

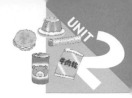

一回到家，陳安多半會馬上打開冰箱，看看冰箱裡有沒有什麼冰涼的飲料可以喝，可樂、沙士、汽水是陳安最喜歡的解渴飲料，又冰又涼的，馬上就讓全身的熱氣消除乾淨。有時候陳安會因為打球消耗太多體力，肚子餓得咕嚕咕嚕

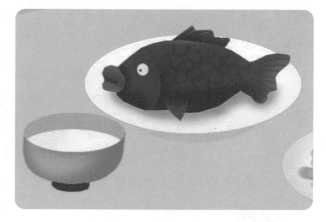

響，如果又有洋芋片配上冰涼的汽水，「真是絕配，超正點的。」陳安總是一邊吃、一邊喝、還一邊讚許這樣的搭配。

　　吃完了點心，陳安快速沖澡一番，把一身汗臭味洗乾淨，媽媽準備好了晚餐，爸爸也剛好下班進門，「安安，吃飯囉！老公，吃飯囉！」，陳安一坐上桌，媽媽又開始把一堆醬爆肉絲、糖醋魚、熬湯的排骨往陳安的碗裡送，還另外裝了一碗排骨湯在旁邊等涼，陳安二話不說，就開始大吃起來，媽媽今天煮的菜都非常下飯，讓陳安連吃了兩大碗，媽媽本來還擔心陳安會喝不下湯，沒想到陳安把飯菜解決之後，也把一大碗排骨湯喝光光，爸爸忍不住說：「安安，你今天食慾很好喔！」陳安點點頭，說：「下午有打球啊，肚子很餓耶。」

　　國中三年級的功課很重，雖然才學期剛開始，一堆考試就依序排開，沒有一天不用考，只是大考和小考的分別而已。為了把功課多複習一遍，每天都得搞到三更半夜才能上床睡覺，雖然七點多才吃了一大頓

晚餐，快到十點時，陳安又餓了，他到廚房的零食櫃中翻了翻，找到一包蝦味先，又倒了一杯冰紅茶，一邊吃一邊翻一下英文課本，宵夜變成陪伴陳安做功課的最佳動力。

第二天一早，陳安覺得有點口乾舌燥，其實，每天早上幾乎都這樣，習慣就好。吃完一個總匯三明治和一杯牛奶後，陳安就得早早出門，還要趕著早自習呢。上午第二堂課下課，陳安肚子又餓了，他到學校合作社買了一個肉鬆起酥麵包外加一瓶果汁，五分鐘就解決了，剛好來得及上下一堂課。

午餐的餐盒是陳安和班上同學一同合訂的，今天的主菜是炸豬排，還附加三種菜色和一罐乳酸飲料，班上幾乎所有的男生都可以對這樣的份量清潔溜溜。今天因為放學後要補習數學，所以媽媽特別交代去補習班前要先吃一些點心，才不會空著肚子無法專心上課。

有時候，陳安也會偷偷瞄一眼班上最高的吳祥易到底都吃些什麼，為什麼就可以長這麼高，他們午餐也吃一樣的便當，自己覺得有時候吃得比祥易還多，祥易都已經快175公分了，站在他身邊，陳安就矮了一大截，幸好祥易不是那種很跩的人，不然陳安還真的不想和他交朋友。

「我一定要再多吃一些，才可以趕快再長高。」陳安心裡盤算著，可是還是不免有點擔心，自己到高中時可不可以長到170公分以上，如果不行，那該怎麼辦才好？！

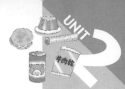

營養補給站

整個故事看下來，國三的陳安真的還滿能吃的，除了睡覺時間以外，幾乎每隔3～4小時，他就會自動幫身體再補充一些食物。在營養學的飲食紀錄中，有一種方法，被稱為「24小時回憶法」，就是以回憶紀錄的當時時間為開始紀錄點，依時間往回推，把所有用餐的實際時間和實際進食的食物種類和份量，做一個詳細的記載。

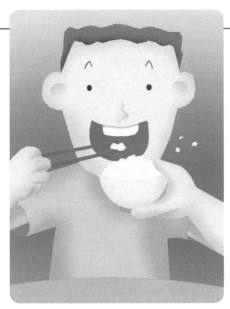

以陳安為例，他的「24小時回憶法」的紀錄結果可以用下列的方法標示出來：

表2-4　陳安的「24小時回憶法」飲食紀錄內容

日期／時間	飲食內容	粗估熱量（大卡）
2004/9/21 下午4:00	1個波蘿麵包、1罐調味乳	325+150＝470
2004/9/21 中午12:00	1個排骨便當	780
2004/9/21 上午10:20	1個肉鬆起酥麵包、1瓶果汁	395+135＝530
2004/9/21 上午6:30	1個總匯三明治、1杯牛奶	400+120＝520
2004/9/20 晚上10:00	1包蝦味先、1杯紅茶	250+82＝332
2004/9/20 晚上6:30	2碗白飯、醬爆肉絲、糖醋魚、青菜、排骨湯	560+160+120+30+50＝920
2004/9/20 下午5:00	1小包洋芋片、1瓶汽水	250+150＝400
小　計		3952大卡

如果依照衛生署所公佈的15歲男生所需要的每日熱量需求，陳安大約每天需要攝取2500大卡的熱量（請參閱【表1-12　國人膳食營養素參考攝取值】P.65），很明顯的，陳安的飲食攝取量整整比建議攝取量多了將近六成的熱量，雖然陳安會打籃球作為運動，但是長時間如果攝食的總量比實際需求和實際消耗的總量多很多，不免會有多餘的熱量轉而合成脂肪，儲存在身體裡，慢慢演變成肥胖的前趨因素。

一般而言，進行24小時回憶法的飲食紀錄時，都會建議在一週內選出三天來紀錄，其中二天是週一到週五的正常上下課，或上下班的平日作息，另外再選一天為假日期間的飲食紀錄，三天的紀錄結果比較可以反應出紀錄者的實際飲食情形，如果類似陳安只有一天的紀錄，這天又剛剛好食慾特別好，就會明顯高估了一般的攝食狀況了。許多人在剛開始接觸這種飲食紀錄的方法時，會額外緊張，原來可能會吃的種類或份量，都因為怕洩了底而捨去不用，其實飲食紀錄的目的就是讓自己或製備食物的人，可以找出問題的盲點，在紀錄期間太刻意謹慎的挑選食物，反而會讓營養師誤判整體的飲食狀況。所以還是必須誠實的、以平常心的方式進食和填寫紀錄，才可以達到最好的紀錄效果。

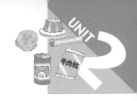

　　紀錄的過程中，比較困擾一般人的是份量的衡量標準，一般飯、麵、蔬菜都建議以中式飯碗來衡量份量，肉或魚可以用手掌的比例來推估，水果則採用和拳頭的大小相當或是切丁後裝盛成半碗的份量都大約為一份，這些評估的準則可以參考第一章中各類食物的替換份量，就大致上會有一些感覺了。對於零食、點心類或飲料，則可以參考食品包裝上的營養標示，就能獲得一個更正確的答案，如果購買的是路邊攤或散裝的食物，就只能照實記下容量，再將表格交回給營養師計算，營養師會有食品資料庫的計算軟體，仍然可以依照種類與份量做推估。

　　通常在很誠實的登錄完三天的飲食紀錄，會有幾種不同的情緒產生，一些人會渾然不知原來自己選擇吃的食物都這麼的不健康，份量也太多，但是因為身體也沒有出現抗議或不舒服的問題，所以即使看到表格結果和預期相差太多，卻也並不以為意；比較注意體重和身材的人會把重點放在熱量，眼睛都只注意哪些食物熱量太高，但並沒有再進一步考慮相對營養密度的問題；有些人會在紀錄的時間吃得是一套，平常時間又是另外一套，這種就完全喪失了紀錄的目的和功能了；最理想的一群人，在紀錄前並不知道如何選用食物，但經過紀錄的計算和評比後，誠實的了解自己選擇食物的盲點，並且開始注意食物的種類、份量、頻率的考量，漸漸的改進，即便不需要再透過營養師的幫忙計算，他們

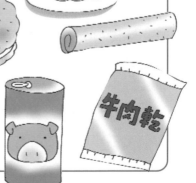

也會自己在一般飲食中，小心的選擇食物。

　　本來陳安只注意要長高，因此對於牛奶、媽媽熬煮的大骨湯都不排斥，但是如果仔細看看陳安的飲食內容，會發現有一些問題可能是導致鈣質吸收的障礙。陳安會喜歡喝汽水、可樂、沙士等碳酸飲料；整天下來，陳安吃進去的蛋白質食物比例偏高；陳安也喜歡吃洋芋片或蝦味先等零食，這些零食中所含有的「磷」都很高，而這些因素，剛好都屬於不利鈣質吸收的原因。鈣質在人體內的吸收部位在十二指腸，食物中的鈣質由胃部運送到十二指腸後，就會立刻被吸收，並透過小腸絨毛進入身體的血液循環系統。一般的食物中所含有的鈣質，可以被身體運用的吸收率大約只有20～30％，如果又加上某些負面因素的干擾，吸收率可能降到10％或更低，所以許多人只注意一天到底吃進去的鈣質能不能達到建議量，但卻忽略了必須同時避免和降低吸收率的負面因素一同食用，就只好都透過腸道由糞便中排出了。

・增加鈣質吸收的因素

　　維生素D：維生素D經由皮膚日照後產生，可以幫助小腸上皮細胞中的某種特殊蛋白質生成，這個蛋白質在小腸絨毛吸收鈣質時，可以發揮幫助抓取鈣質的功能，強化鈣質的吸收。

　　腸道中的酸鹼度：鈣質必須在酸性的環境下會有較高的吸收效率，因此胃酸可以適度的輔助十二指腸，提供一個適當的酸度環境，幫助鈣質在通過十二指腸的

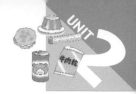

時候，可以順利的被絨毛吸收。對於有部分胃酸分泌不足的人而言，勢必會影響鈣質的吸收效率，必須額外注意。

乳糖：鈣質與乳糖可以形成複合分子，因此少量的乳糖就可以幫助鈣質的吸收，這可能是為什麼牛奶一直成為營養學者推薦的鈣質主力食物的原因，因為一杯牛奶大約可以提供到250～280毫克的鈣質，又加上乳糖的幫忙，對吸收更是一大助益。

身體的需要量：如果身體的需求量增大，也會直接影響鈣質在腸道中的吸收效率，因此把握住生命中三個鈣質吸收黃金期——嬰兒期、青春期、懷孕哺乳期，也可以大大增加「骨本」，讓身體的鈣質銀行有較多的進帳。

• 降低鈣質吸收的因素

高磷的食物：飲食中的鈣磷比最好是1：1，如果攝取太多含磷的食物，會相對使鈣的吸收不良，例如：過量的肉、各種肉品加工品（熱狗和火腿）、零食（洋芋片、花生糖）、碳酸飲料（可樂、汽水、沙士、啤酒、生啤酒）、三合一奶茶、三合一咖啡、即溶咖啡、乳酸飲料、速食麵、可可粉、雞蛋布丁、巧克力……等，這些食物在吃的時候往往不以為意，積少成多後，卻常常造成辛辛苦苦吃進去的鈣質的浪費。

蛋白質食物：適量的蛋白質可以幫助鈣質吸收，但是過量的蛋白質可就會

弄巧成拙了，主要是因為蛋白質食物中也同時含有許多「磷」，攝取了太多蛋白質反而提供了身體太多的磷，進而影響鈣和磷的比例。許多人對蛋白質類的食物比較不懂得節制，其實「適可而止」一直是健康養生的不二法門，攝取足夠的份量就可以了，多吃了不僅僅是浪費、增加身體代謝的負擔、也可能讓其他重要的營養素在不知不覺中流失了。

草酸和植酸：草酸和植酸大多存在於植物體中較硬的部位，例如種子或質地較硬的莖，當他們和鈣質結合後，會變成非水溶性的鈣鹽，這樣的形式無法透過小腸絨毛進行吸收，只好以鈣鹽的方式被排除，這也是植物性食物中所含的鈣質，一般吸收度都比動物性食物的鈣質來得低的主要原因。

腸道過度蠕動：當飲食不當發生腹瀉的症狀時，因為腸道蠕動過快，含有鈣的食物或鈣離子本身，都會快速通過十二指腸，根本來不及被吸收，所以不要覺得偶爾拉肚子是在「清腸胃」，這些每天都要固定補足的重要營養素，是禁不起這種折磨與考驗的，保持良好的個人飲食衛生習慣，才可以好好的吸收與運用這些營養素。

臥床不動：對於長期臥病在床，無法下床走路或運動的病患，漸漸會降低腸道對鈣的吸收能力，這樣的過程會漸漸變成一種惡性循環，越不動，鈣吸收下降，當有心想下床走一走時，卻發現雙腿無力，就越沒有運動的意願，因此對於慢性病患，鈣質的補充，和鼓勵他們在體力允許的前提下，動動筋骨，都是很重要的護理環節。

壓力過大：當壓力加大時，一方面會減少鈣質的吸收，一方面也會把鈣質從骨

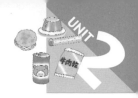

骼游離出來，這樣的雙重效應，就好像「鈣質銀行」裡不但沒有存款進帳，還拼命的提款，所以長期處於高壓力的狀態，對於骨質密度的養成可能還真的是一大致命傷。因此適度的用運動和健康的休閒活動釋放壓力，也為「骨本」多多著想吧。

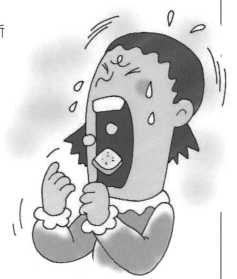

　　藥物影響：長期服用利尿劑和制酸劑（胃乳片）的人，也會讓腸道對鈣的吸收大打折扣。利尿劑除了高血壓和腹水病患的用藥屬於正常使用範圍，另外卻常常被不肖人士添加在成分不明的減肥藥中，讓消費者根本不知道自己到底吃了什麼，卻因為大量排除水分而對減重非常有效。許多人只要胃痛，就會自行吞食胃乳片緩解症狀，並不想求助於專科醫師，在長期不知明確病因卻一直以胃乳片治標的民眾，也可能因而影響了鈣質被人體吸收的效率。

　　綜合了這些飲食或疾病的因素，消費者大概可以推算一下，哪些食物要注意和鈣質避免同時攝取，又哪些食物必須適可而止，才可以達到最好的補鈣效果。一般而言，青春期的陳安如果每天可以喝足二杯牛奶，再補足適量的小魚乾、吻仔魚、鰻魚苗、蛤蜊、或牡蠣等，媽媽烹煮大骨湯的時候可以加一些醋，利用快鍋短時間高壓的烹煮，可以避免重金屬（例如鉛）的釋出。事實

上，在行政院衛生署進行1993～1996年的營養健康狀況調查時，在鈣質的攝取調查上就發現了青春期的少男少女在鈣質的攝取量明顯沒有達到衛生署公佈的建議攝取量，大約都只有攝取了建議量的六成左右，也說明了這些族群在補鈣的認知與實際行動上仍需要再加強。至於那些又冰又涼的碳酸飲料，還是適可而止，才不會讓辛辛苦苦吃進去的鈣質，又原封不動的排泄出去，變成了雙重的浪費。

表2-5　13～19歲每人每天鈣質攝取狀況

年齡（歲）	男生			女生		
	樣本數（人）	平均值（毫克）	佔建議量百分比（%）	樣本數（人）	平均值（毫克）	佔建議量百分比（%）
13～15	589	464	58	590	388	55
16～19	411	523	65	400	432	62

◆資料來源：國民營養現況：1993～1996國民營養健康狀況變遷調查結果，行政院衛生署編印，1998年12月。

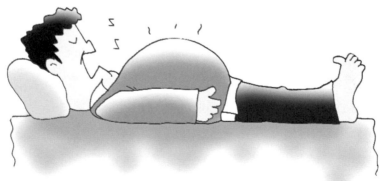

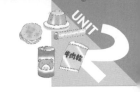

青少年的飲食記事

 ## 喜歡零食的小莉

下課鈴聲響了，二年八班的女生從書包裡拿出家裡帶來的零嘴，開始一邊七嘴八舌的討論哪一種零食很好吃，有的喜歡巧克力、有的喜歡花生糖、有的對泡芙情有獨鍾、有的只喜歡吃蜜餞、有的則是喜歡口感香脆的餅乾。

班上對市面上的零嘴最有研究的，恐怕就是小莉了，小莉很喜歡逛便利商店的零嘴專區，如果假日家人要到大賣場添購民生用品，小莉也可以在餅乾糖果區裡待上好久好久，市面上幾乎所有新上市的新品，她都已經試吃過，經過試吃評比後，她會留意幾種口味，列為「常態性消費產品」，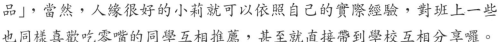當然，人緣很好的小莉就可以依照自己的實際經驗，對班上一些也同樣喜歡吃零嘴的同學互相推薦，甚至就直接帶到學校互相分享囉。

學校裡的福利社買不到「正點」的零嘴，因為學校說零嘴不是點心，不可以在學校的福利社販售，所以小莉班上一些每天都要啃些零嘴的人，就只能每天從家裡自行補貨，再帶到學校和同學們分享。不過，這一點也不影響小莉和同學們的心情，因為，如果學校真的可以賣零嘴，那麼一定選擇又少，也許也挑不到喜歡的口味或品牌呢。

這些小女生雖然愛吃點心，但是也很注意身材的維持，所以她們這

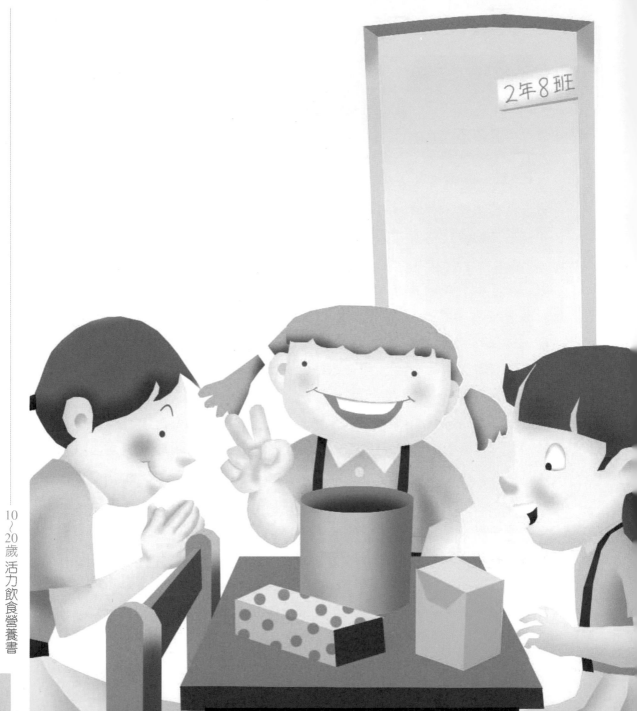

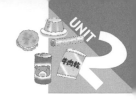

青少年的飲食記事

一群當中，有許多會將午餐的便當省下來，或乾脆兩個人買一份便當，覺得這樣才不會吃太多，可是零食卻是一點也不能省略的主角，一定要預留一些空間吃點零食，才覺得有滿足的感覺。但是，不知道怎麼回事，這些小女生在下午第二節下課左右，肚子又開始有一點餓了，不過不必擔心，零食貨源充足的二年八班，在這裡只要么喝一聲，美味的零食時間又開始了，所以不論是嘴饞或肚子餓，在二年八班裡總是可以迎刃而解。

這些小女生都不喜歡上體育課，覺得好累喔，又會容易曬黑，但是體育老師卻好像特別喜歡找碴，對她們特別嚴格。聽說老師還曾經是籃球國手，她也負責訓練學校裡的籃球校隊，學校裡的男生都對她很崇拜，可是，女生們卻只要想到要上她的課，就全身發軟，因為體育老師總是說，這群女生太不喜歡運動了，更得要好好利用體育課跑跑跳跳，讓身體有機會動一動。小女生竊竊私語的說：「我每天走路上下課，就已經運動了耶！」有的說：「我們星期六才去逛街買最新的音樂CD，這樣算不算運動啊？！」大家七嘴八舌的，只要聽到老師又要長篇大論，說她們都不愛動，底下就會有一群「反對意見」，忿忿不平的說老師不公平。

老師心裡很知道這群精靈古怪的小女生心裡打的如意算盤，面對這些反對意見，只要聽聽就算了。體育課時間一到，不免又是先做暖身

操、跑操場兩圈，接著會開始進行當天的體育課，如果發現有人遲到、偷懶、動作不標準、或速度太慢，就等著被「自動加強」，多跑一圈吧，小女生雖然很不滿，但是看在不想再多跑的情形下，只好忍氣吞聲的做完份內的工作。

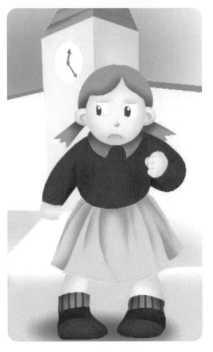

其實，體育老師是透過和班導師的溝通後，才決定要對二年八班更嚴格一些的。班導師已經在開學時就發現班上女生的臉色都偏白，午餐時間又會編一堆藉口，不願意吃正餐或只吃一些些，更嚴重的是幾乎每個人的書包裡都藏了許多零食，本來老師還想，有的孩子在課後要補習，所以帶一些食物來在放學後充飢，才不會因為肚子餓而不專心，所以在剛開學時並不以為意。沒想到，帶零食的風氣在幾個小女生的廣告和推銷之下，儼然漸漸變成二年八班的班風了。所以班導師才主動想請體育老師，多多利用體育課讓這些小女生跑跑跳跳，讓肚子更容易餓一些，可以再多吃一些正餐的份量，自己也在班上告訴同學，不要再帶各種零食到班上了。如果要帶，也只有特殊狀況，例如同樂會時才可以帶。不然，老師還真的有點擔心這些小女生的體力狀況不好，面對越來越多的功課，不知道可以不可撐到國中三年級呢。

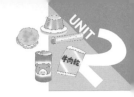

有一天，班導師竟然在聯絡簿中，貼了一張紙，上面寫著：「請家長們幫忙，不要再讓貴子弟攜帶沒有營養的零食到校食用，以避免影響正餐的食慾，耽誤了孩子的發育。謝謝您的協助。」還要家長簽名繳回，這下可真是晴天霹靂，小女生們拿到聯絡簿，簡直傻了眼，直問老師，哪些食物才可以帶。老師這下子好像鐵了心腸，公佈只有麵包類的食物，才可以帶到班上。

小莉的零食嗜好，好像就此被硬生生的結束了，班上的女同學，也都看著貼在聯絡簿上的這張紙發呆，看來，在還沒有找到全班新的共同嗜好之前，班上會有一陣的時間只能聊聊八卦，喝喝白開水了。

營養補給站

零食是許多人的最愛，因為豐富多樣的口味和口感，在肚子有點餓、嘴巴有點想吃東西的時候，都是很方便的「口慾救火隊」，但是，如果消費者拿捏不住可以攝取的份量，這些口味重、讓人很容易一口接著一口的各種零食，很可能在短時間內就被吃進了太多的份量，無形中，光吃零食所攝取到的脂肪、糖、鹽分，都可能已經超出身體的需要，甚至增加了身體的負擔。

許多孩子對零食的控制力並不好，覺得吃多時，身體好像也沒有怎麼樣，對他們而言，這些東西只是填飽肚子的一種選擇，但是口味更棒，選擇更多樣化。但是，

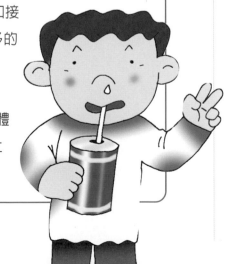

從食物本身可供應的營養素而言，正餐、點心和零食間，還是有一些不同的營養元素和比例存在。為了讓數以百萬計的國中國小學童，在學校生活期間，也有比較正確的飲食來源，教育部在2001年3月20日開會初步研訂「國民中小學校園食品管理規範」草案，並預計從2001年9月起開始實施，使台灣地區三百多萬名國民中小學學生，在學校裡沒有機會吃

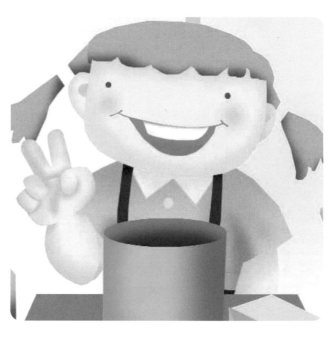

到高熱量、高醣分及高脂肪的垃圾飲料及食品。依據這項草案的規定，學校的福利社或合作社等販賣處，只可以販售「飲品」、「點心」、「水果」和「餐盒」等四類食品，而飲品也不是任意的包裝飲料都可以進入校園，只有純天然果汁、鮮乳、保久乳、豆漿、礦泉水和包裝飲用水等液態食品，其中豆漿所含粗蛋白質須在2.6％以上，飲品添加糖類提供的熱量則須低於總熱量30％。早餐常用的奶茶、紅茶、綠茶等茶品或咖啡、可樂、沙士、汽水，同學喜歡的加味水，都不可以在校園販售。點心則必須依照食品中的脂肪、醣類的含量，向相關單位提出申請，經核准後才可販售。例如麵包等點心，每一份的熱量供應必須在250大卡以下、脂

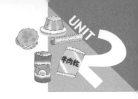

肪所供應的熱量只能佔該份點心熱量的30%以下，為了增加口味而額外添加的糖分只能佔所供應熱量的10%以下，產品的總含鈉量不得高於400毫克（相當於1公克食鹽）。

在這個規範草案還沒有真正促成之前，消費者保護委員會（簡稱「消保會」）就曾經在2000年4月到6月間，調查過國中國小的校園食品，結果赫然發現約有二成五的販售食品有過期、不新鮮、標示不清等問題，令人震驚。因為國中小學生的主要生活圈就在校園中，校園原本應該提供一個完全的保護環境，卻在食品營養衛生的環節中有這麼大的瑕疵，雖然後來經過半年後再追蹤調查，發現不合格的比例已經降到百分之二左右，但也希望透過一個長期的監控機制，因此才會有「國民中小學校園食品管理規範」的催生與促成。

而財團法人董氏基金會自1996年7月開始，有鑒於學童的飲食判斷能力必須及早建立，並由學校提供一個基本的健康把關環境，開始召集營養學界的專家，共同研商校園食品應有的規範與定義。台北市政府並於同年10月17日第一次公告「台北市政府教育局所屬各級學校員生消費合作社辦理販售食品作業程序」，迄今已經有五次的修正，就是希望透過這樣的作業程序，可以幫孩子們的健康飲食，先做第一道安全的篩選，而董氏基金會也身負重責，擔任台北市中小學審核校園食品的重要守護天使。

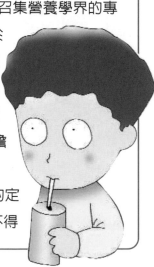

財團法人董氏基金會在「校園食品手冊」上對校園食品的定義中明確指出：校園食品是屬於「點心類」或「飲品類」，不得

為「零食類」。「點心」表示用來補充正餐的不足，就營養成分上含有適量的蛋白質和其他營養素，整體的熱量會比正餐稍微低，可以補充正餐攝取量不足時的營養缺乏，可是，商品的形狀、口味和顏色都不能和零食相類似，以避免誤導消費者，造成營養認知上的誤會。而「零食」就比較屬於滿足口慾的商品了，藉由零食的分享，甚或可以達成部分社交的功能，但是不應該每天都吃，以免誤導口味的習慣。

學校的食品有既定的法規可以遵循，那麼家庭中呢？許多家長其實對這些議題總是覺得好像沒有非常重要，大多數家長都覺得功課、補習、成績都應該先擺在

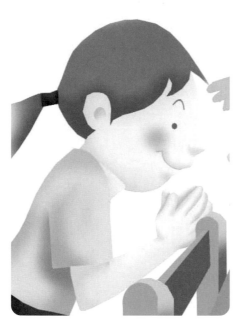

前面討論，如果孩子還願意聽其他的嘮叨，才會多唸一下吃的東西要多注意，但是要注意到什麼程度，爸爸媽媽們心裡恐怕也有點模糊吧。在台灣，還沒有出現具體的研究報告，證明不同的飲食內容會對青少年期的孩童的情緒控制、課業表現有直接相關聯，但在國外，卻已經有營養學者開始探討這樣的議題，一些美國的營養專家有鑒於青少年的暴力問題、憂鬱症問題、學業表現不良問題日益嚴重，一方面省思環境因素的變遷，也考慮是否因為長期不正確的飲食態度和方法，而讓問題惡化的速度加劇。

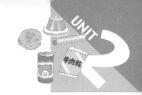

　　東方和西方對食物的使用習慣真的很不一樣，美國人的速食文化講求的是速度快、口感強烈（油炸品或很鹹）、份量多、肉很多；歐洲人對海鮮和蔬果的攝取比例會稍微偏高，反而對紅肉的攝取比例比較低；而東方人的美食主義，反應在對各種食材的挑剔和多樣化處理，因此就食物攝取的比例而言，東方人還比較健康一些。只是青少年對於外來的流行風需求強烈，相對的對於各種外來食物的接受度也高，如果沒有家人的適度提醒，可能也會漸漸捨近求遠，只喜歡速食的食物吧。

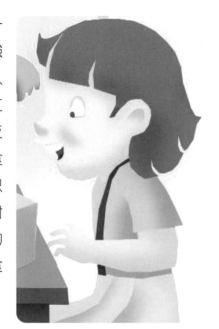

　　可是東方家庭裡有一個很尷尬的食物問題：「送禮」。只要逢年過節、到親友家拜訪，都一定會買些食品禮盒當「伴手」。禮品的品項可以從過年過節的臘肉、罐頭、牛肉乾、豬肉鬆、到平日常見的餅乾、糖果、海苔、蛋捲或果凍，這些送禮的品項都是許多兒童到青少年族群喜歡的食品，而年節的氣氛也塑造了一定得吃一些這些食物，才感覺得出來過節的氣氛。相較於國外，他們也許會因應個人的實際需求選擇禮物，也許是一本好書、溫暖的手套、帽子或圍巾，好像比較少會使用食品類的「伴手禮」，只有兩大例外：巧克力和酒類。許多家庭也許自己也很少購買零食，卻很難以拒絕別人的贈禮，因此在讓孩子用或不用的選擇上，還真的有點為難。

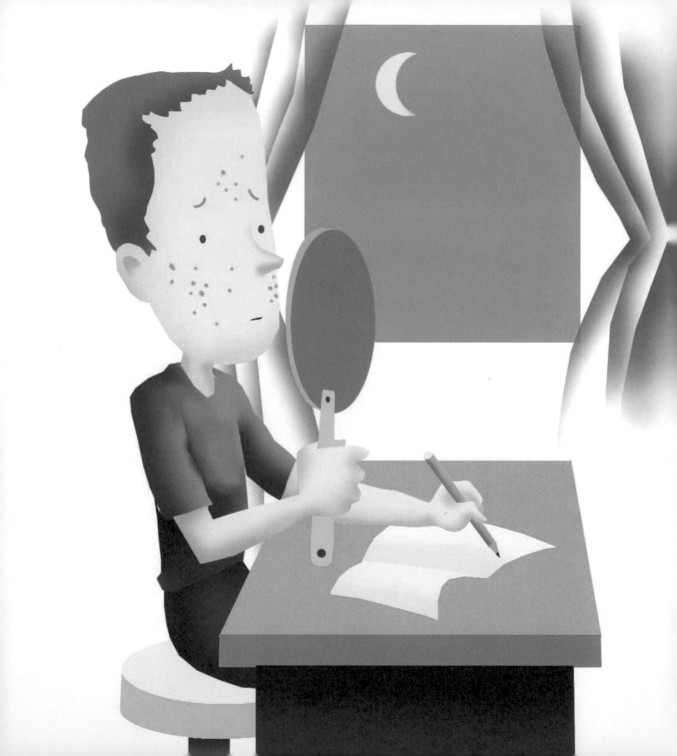

UNIT

3

吃錯了，遜！

──青少年的營養問題

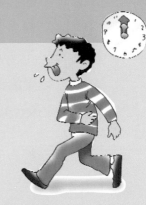

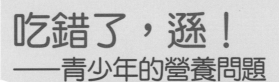

家長和孩子到底知不知道自己有沒有吃得很健康，
可能許多人都不敢保證，甚至心理也許覺得怪怪的，
但就是講不清楚哪裡怪、又要如何改。
這個章節中，將就青少年肥胖和青少年的飲食態度等角度，
來看他們常出現的營養問題。

肥胖專題

青春期的孩子如果仗著自己很會吃、很能吃，而多攝取了身體不需要的熱量，將有機會發展成體重過重或肥胖的問題，許多青春期的肥胖其實是源自於兒童期的肥胖沒有受到很好的控制，而讓「嬰兒肥」的問題，持續發展到青春期階段。

這些孩子只有外觀上的體積龐大的困擾嗎？對身體內部有沒有什麼負面的長遠影響呢？答案絕對是肯定的。青春期肥胖的孩子，大約有50%會有高血壓的問題，但是這些孩子如果可以把飲食中的含鈉量降低下來，馬上就可以降低約12±1mmHg（mmHg，毫米汞柱，血壓計量單位）之多的血壓值，有立竿見影的功效。只是肥胖的孩子通常也是口味較重的族群，要請他們對重口味的零食或大魚大肉有所節制，恐怕是知易行難，很難貫徹始終啊。

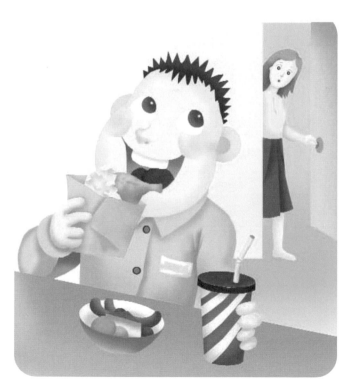

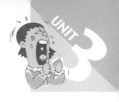

在國外曾有長達40年之久的追蹤研究，發現兒童期就肥胖的肥胖成人，罹患心血管疾病的危險性是沒有肥胖經驗的肥胖成人的2倍，糖尿病則是3倍。這些數值都應該可以讓家長們心生警惕，很嚴肅的正視孩子的體重問題，縱容或放棄處理都可能讓孩子在成年後的生命品質，明顯不如一般正常體位的人。

體重過重的女生到青春期時，會容易出現月經不正常的問題，她們的初經常在10歲以前就開始，月經也常出現延遲、或過稀的問題，又因為肥胖女生常有慢性的不排卵和排卵太少的問題，容易因此而引發次發性多囊性卵巢症狀。其他在胃腸系統、肺功能、神經系統等生理功能，肥胖也都造成負面的影響或傷害。如果發現孩子的BMI數值經過計算已經到了體重過重的範圍，家長們就得開始注意多讓孩子吃些蔬果，控制肉和魚類的份量在正常範圍內，避開零食和甜點，將體重拉到理想體重區間內，如果孩子已經進入肥胖的定義，家長們可能必須立刻求助於醫院的減重門診或新陳代謝科專科醫師，藉由醫師與營養師的協助，從較嚴格的飲食控制、行

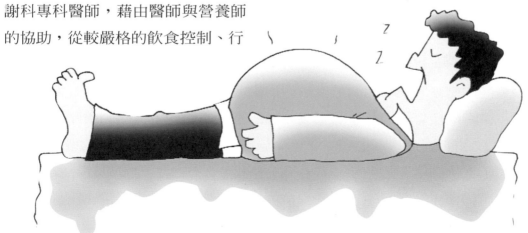

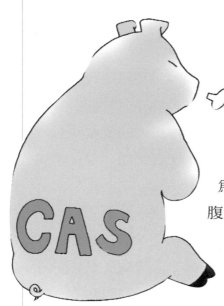

為態度的控制、血液生化數據的監控和搭配經過設計的運動量，盡早將體重慢慢降下來，不要輕忽問題的嚴重度。

肥胖青少年的治療可以透過飲食、運動、改變行為態度等三管齊下，並且變成一種生活習慣，讓孩子腹胖的威脅可以大大降低。

飲　食

一般建議採用的飲食控制法稱為「平衡低熱量飲食（Balanced Hypocaloric Diet，BHD）」，這個方法適合中度肥胖的兒童或減重後的體重維持，一般而言，採用這個方法的減重速度並不快，一週大約只能減0.5公斤，對許多家長和孩子而言，常常因為效果不夠快速明確，而喪失信心，或轉而求助於更激烈的減重方法。

「平衡低熱量飲食」通常會建議孩子一天內可以吃1～2碗飯、5～6份肉類、3碗蔬菜、3～4份水果、2～3杯牛奶和3～5茶匙的烹調用油。這樣的供餐份量大約可以提供1200～2000大卡的熱量，整體來看，主要的差別在於主食類的總量略低，但對於食物的均衡度相當齊全，因此即使長期使用，並不會造成發育期的孩子有營養偏頗或不足的問題，實施的重點在於要教導孩子認識食物的份量替換，才不至於選錯食物或低估了食物的份量。

但是對於嚴重肥胖的孩子，「平衡低熱量飲食」的效果往往很令人受挫，有的醫生與營養師在經過評估後，會建議短期採用高蛋白、低醣、低

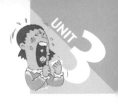

熱量的Protein-Sparing Modified Fast Diet（PSMF）減重飲食，每天可提供的熱量約只有600～800大卡，每公斤體重可以供應1.5～2公克的蛋白質，最高達每天100公克為上限，一天至少要吃2～4杯（240c.c.容量）的低澱粉蔬菜，水分攝取至少2000c.c.，還必須每天額外補充800毫克鈣質，25毫當量（mEg）氯化鉀，以及適當的綜合維他命。因為食物的攝取控制太過嚴格，很容易讓孩子出現直立性低血壓、心律不整、掉髮、膽結石等生理不適應的現象，除了控制體重，卻也容易讓孩子的生長出現負面影響，因此，如果要採用這種比較激烈的飲食控制，千萬不可以自行進行，需要醫護人員的監控和協助，才可以兼顧孩子的生理發展。

運 動

　　許多孩子會胖的主因是從事太多靜態的活動了，以美國的肥胖調查資料就顯示出，美國小孩喜歡一邊吃零食、一邊看電視，無形中塑造出許多胖小孩。台灣雖然還沒有這類的相關報告出爐，但是孩子如果常常打電動、看電視、課後只待在安親班，便會越來越不想動，相對的肥胖的風險也略高了。所以定期讓孩子運動、做紀錄、走樓梯、做點家事、家長陪同一起在晚飯後快走，重點是，家長也必須主動陪同，更會增加孩子的意願。

改變行為態度

　　這裡提供一些可用的生活技巧，讓孩子漸漸懂得如何控制自己，遠離食物的誘惑。

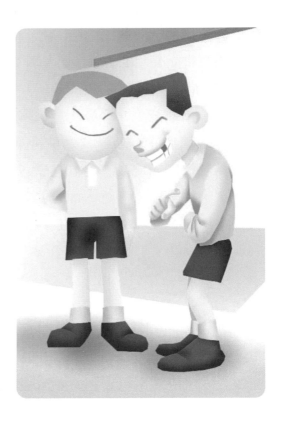

　　1.保持飲食紀錄的習慣。

　　2.經常測量體重，並且畫出紀錄曲線圖。

　　3.專心進食。

　　4.遵循進食時間表，做到定時定量定點。

　　5.不要堅持吃完盤中所有食物。

　　6.食物吃入每一口間，放下筷子。

　　7.將進食時間放慢。

　　8.吃飽才逛街購物，並依預定清單採購。

　　9.勿在陷阱食物前徘徊，或將之放在顯眼處。

　　10.將低熱量等健康食物放在顯眼處。

　　11.進食後立即離開餐桌。

　　12.將預計進食量夾至餐盤內進食，勿多食。

　　13.避免進入無限量供應的餐廳用餐。

　　14.保持紀錄運動日誌的習慣。

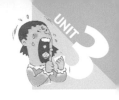

15.增加平日運動量，改變靜態生活模式。

16.爬樓梯取代坐電梯。

17.以脈搏測量作爲體能改善之指標。

18.運動前後，務必做暖身與緩和操。

19.增加平日走路機會，設法增加
走路樂趣。

20.學會分辨飢餓與嘴饞之差異。

21.學會處理嘴饞時的狀況。

22.訂定合理可以達成的目標。

23.告知親朋好友自我進行的計劃，並
要求支持。

24.與同伴一同購物，或請他人代爲購物。

25.與同伴一起運動。

26.設法找出推卻強迫進食的技巧。

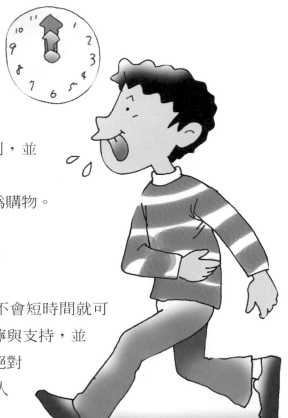

　　孩子不是短時間內變胖，當然也不會短時間就可
以瘦得下來，真的需要家人的長期叮嚀與支持，並
且持之以恆，肯定孩子的努力，減重絕對
不是孩子一個人的課題，應該是全家人
的共同作戰計畫。

吃錯了，遜！

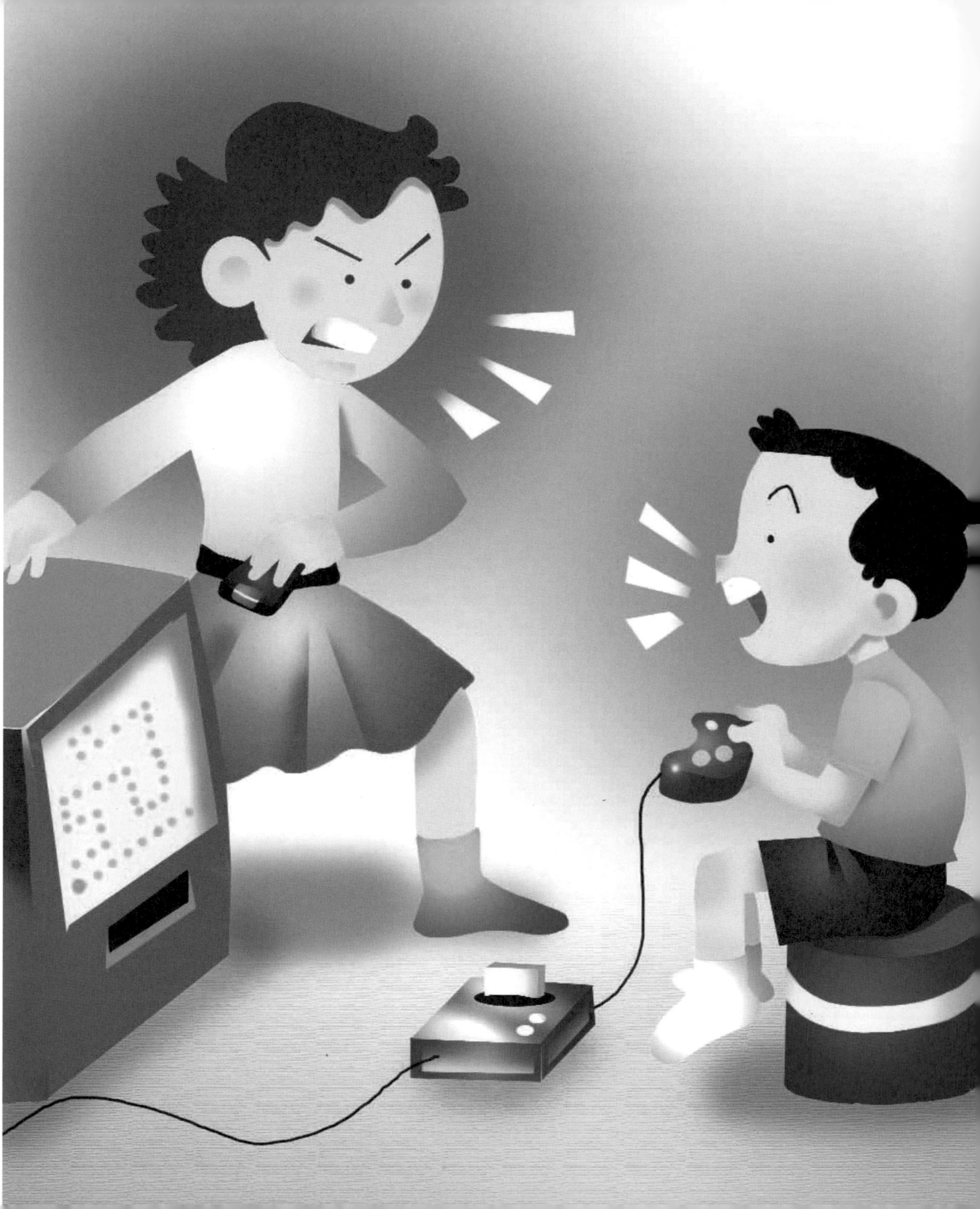

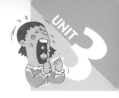

飲食行為與態度

孩子在成長過程中，就屬青春期最難懂，甚至連飲食的喜好都很讓家長傷透腦筋，在這裡就一起來看看哪些因素將影響他們的飲食意願。

自我意識

　　自我意識是孩子在判斷要吃些什麼的最重要影響因素，孩子很容易重視外界評斷他的眼光，來決定自己要吃些什麼，對外觀的評價、自覺在社會中的角色定位、天生的個性都會塑造出屬於個人的意識形態。

情緒因子

　　有的孩子在無聊、傷心、高興時都想吃東西，有時候也會以食物來當成獎賞自己的工具之一。

身體意象

　　依據國外的研究報告，女生會比男生更注意身體的外觀認知，約有三分之二的女生不滿意自己的體重，超過五成的女生不喜歡自己的體型，當體重越重，

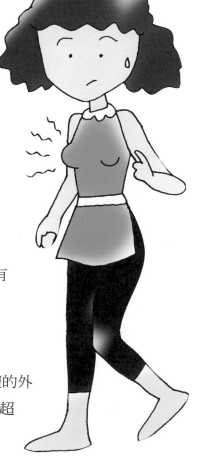

不滿意的程度越高。男生雖然較少有體重的自覺問題，卻會注意肌肉的發展，約有三分之一的大男生很注意自己有沒有看起來很強壯的肌肉。因為女生對身體意象的過度執著，也常常引發病態性的節食行為，造成部分營養素的攝取不足。

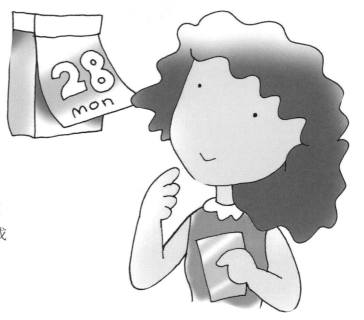

文化背景

　　不同的文化和地區，因為歷史發展背景不同，自然會衍生出不同的地區代表性食物，甚至節慶食物。

零用錢

　　許多研究都發現，零用錢越充裕的孩子，購買飲料、零食的意願和頻率都越高，家長必須稍微建議零用錢的規劃，避免左右了正確的飲食習慣。

生活日程安排

　　上了國中和高中以後，孩子一方面生活圈子變大了，有時候又要補習，

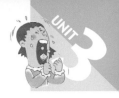

不免會因為車程往返而耽誤正常用餐時間，在外用餐的比例也增高，因此更要讓他們漸漸地學習與適應在不同的時間調配中，如何選擇適當的食物充飢。

家庭因素

　　家庭因素一直是影響孩子很深遠的一個環節，如果家人的飲食健康意識較高，一般而言孩子也會比同伴們更注意這個問題，應該說他們已經在不知不覺中習慣了健康的飲食模式。許多家長會擔心孩子長大了，管不動了，事實上如果孩子們的身體已經長期適應了健康的飲食內容，對外頭太油、太鹹、太甜的食物，味蕾、口腔和胃腸都會自動發出抗議，他們也會因為生理反應的不舒服而稍微節制一些。

同儕因素

　　好面子、需要朋友認同的大孩子們，會為了不想在團體裡格格不入，總是會和一群死黨同進退，一同品嚐食物，這個因素常常被利用的食物是零食，零食也是孩子們的主要社交工具之一。所以會發現有的孩子在家願意喝牛奶，但出門只要和朋友在一起，就一定只喝含糖飲料的對比情形。

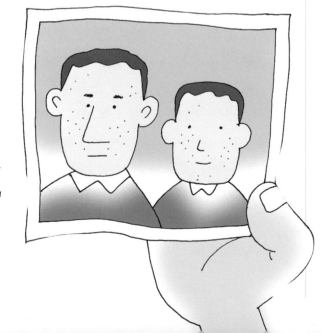

大眾傳媒

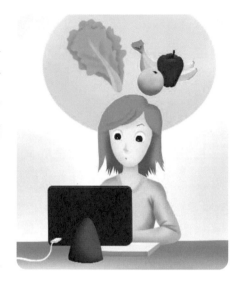

透過傳播媒體的廣告宣傳，所塑造出一些超酷、超炫、超ㄅㄧㄤˋ的食物，就可以馬上獲得孩子的注意力，而對體重斤斤計較的女孩們，可能會對減重的資訊特別有興趣，相關的食品消息也會特別靈通。

營養知識

最重要的營養知識就目前的教育體系內，很少很正式的融入課程中，使得孩子始終對自己為什麼要吃那些食物，總有許多懷疑或不求甚解，現在雖然有民間團體積極組成「營養故事媽媽團隊」，到學校利用晨光時間和小朋友們談營養，但是畢竟推廣的比例還很低，而且多半侷限在小學階段，到國中、高中和大學時期，從教育體系得到的訊息更低。家長其實可以善用網路資源，透過官方網站可以認識一些比較正確的消息，也讓家長們自己知道應該注意的範疇，就可略略補強這部分的資訊空窗期。

在了解了會影響孩子的飲食因素後，家長所把持的原則應該是大方向性的，只要孩子的飲食比例還不錯，也沒有一天到晚追著零食吃，體位的發展還在正常BMI值範圍中，這時候稍微給孩子們一些彈性，會讓他們覺得更受到尊重。

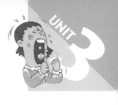

救救我的「豆花」吧！

章 邵永是高中二年級的大男生了，功課還不錯，在班上屬中上，也有一群死黨，可是邵永偶爾會有一點自卑。因為邵永有一個不小的困擾，就是臉上的青春痘，這個年紀的男生本來就會亂開玩笑，邵永的青春痘為他帶來了「豆花」的封號，讓他覺得非常沒有面子。

邵永聽說爸爸在年輕的時候也是一臉青春痘，心裡想：「可能是爸爸遺傳給我的體質吧！」可是又聽說，爸爸前前後後拖了四、五年才遠離惡夢，心裡不禁涼了半截，「才剛第一年我就已經受不了了，還要再拖個四、五年？我的天啊！」

媽媽心裡知道邵永的困擾，已經幫邵永買了專治痘痘的洗面皂，還多買了一條讓邵永可以帶到學校，中午如果覺得臉上又都油油黏黏的，就可以再洗一次臉，希望可以有點防止惡化的效果，邵永覺得剛洗完後臉上稍微有些清爽的感覺，但是，往往才上完一節課，臉上又油膩起來了，簡直不知道該怎麼辦才好。

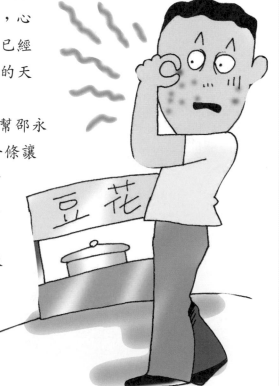

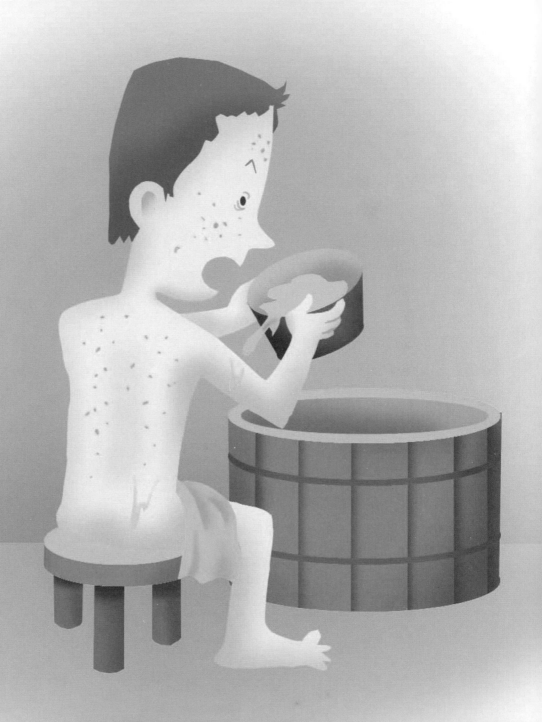

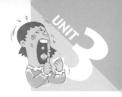

青少年的飲食記事

邵永聽說臉上長青春痘，一定和吃很多油炸的食物有關，所以當同學吆喝去速食店吃點心，他只有喝飲料的份，對薯條、炸雞一點都不敢碰，只能在旁邊流口水，而心裡在淌血，「我都已經這麼節制了，為什麼痘痘還是一直纏著我不放？」

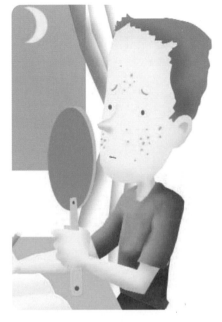

高二的功課有一點重，每個禮拜還要花三個晚上補英文、數學和理化，補習班離家裡還有一段路，下了課、等公車再搭公車回家，有時候都已經晚上十點半以後了，回家洗個澡、整理一下功課，還得複習第二天的小考，往往都要半夜十二點左右才可以上床就寢，剛剛洗好的臉在上床前可能又開始出油了，尤其在夏天，又是油又是汗，黏黏膩膩的好不舒服。

邵永的抽屜裡有一面鏡子，是他做功課時偶爾會拿出來檢視自己面子的工具。邵永做功課時，右手拿著筆，左手卻常常喜歡在臉上摸來摸去，想檢查是不是又冒出新痘痘，在沒照鏡子的情況下，邵永只要摸到新的粉刺，他就忍不住想用指甲慢慢把它摳出來，一個晚上，大約都可以摳個三、四顆，但是也造就了臉上三、四個紅血痕，因為總要施點力氣，才可以順利把粉刺給擠出來吧。但是對於那種摸起來軟軟、痛痛的

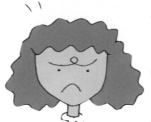

化膿青春痘，邵永就不敢碰了，曾經有一次想把膿包擠出來，結果那個擠出來的傷口整個發炎，拖了一個多星期才慢慢痊癒，現在變成一個窟窿，慘烈啊。

媽媽只要在早上發現邵永的臉上又出現新血痕，不免又會嘮叨一番：「邵永，唸書的時候手很髒，不要老是去擠青春痘，你忘記上次發炎的事了嗎？這麼大的人了，自己要懂得照顧自己呀！」邵永心裡也知道後果，可是手只要摸到新的小粉刺，總是忍不住要動它一動。

期中考到了，邵永連續熬夜了四天，考完後才發現，額頭上和整個臉的外側部位都長出可恨的化膿青春痘，連背部也都一大片，媽媽這下也緊張了，趕緊幫邵永掛了號，心想還是去請皮膚科醫師診斷一下。一到候診區，邵永和媽媽在這裡看到許多和邵永同病相憐的大人和青少年，大家都是一副苦瓜臉，有的甚至比邵永的症狀還嚴重，已經在臉上留下月球表面般的傷痕了，邵永心裡好沉痛，暗自期許：「我不會再亂擠亂摸了，千萬千萬不要讓我從『豆花』變成『高爾夫球』！」

醫師仔細看了一下邵永的臉和背，告訴邵永：「因為現在發炎了，所以會先用些外敷軟膏，還得吃些抗生素，每天都要按時使用，可是作用很慢，千萬要有信心，不要隨便停藥了。」媽媽問：「醫生，要多久才會覺得有改善呢？」「至少要一個月，邵永喜歡擠青春痘嗎？現在開始都不可以囉，否則會覺得症狀都沒有什麼改變喔。」媽媽聽了用眼神警告邵永，邵永只好點點頭。

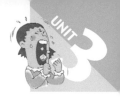

營養補給站

青春痘是青春期的專利，也是惡夢，一般而言，15～30歲之間，是青春痘最好發的時期，有幾種因素是促使青春痘發展的元兇：

皮脂腺分泌過多：有些人的皮脂腺分泌過於旺盛，受到男性荷爾蒙的刺激時會讓皮脂腺製造更多的油脂，油膩的皮脂堆積在毛囊中，漸漸釋出到皮膚表面，形成容易出油的膚質，如果又加上皮膚毛囊開口的部位過度角化，使皮脂的排除受到阻礙，就會阻塞毛孔而形成粉刺。

細菌感染：皮膚上本來就不是一個無菌的環境，毛囊內常會出現「初油酸桿菌」的蹤跡，這個桿菌可以將皮脂分解成游離脂肪酸，進一步刺激毛囊，引發毛囊的發炎反應。

遺傳因素：雖然現有的病例資料統計中，還沒有出現一個確實的數據，可以直接指出如果父母親或血親中有青春痘的嚴重症狀，孩子的好發比例將有多高，可是臨床上卻也發現，如果長輩或兄姐的青春痘症狀嚴重，孩子可能也難逃惡夢，因此，對於這些預期有高風險的族群，可以在一有膿皰性青春痘問題出現時，就立即找尋可靠的皮膚專科醫師幫忙，透過藥物的協助，應該可以將症狀的嚴重度大大減輕。

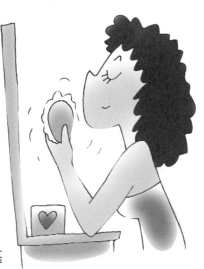

不當的刺激或反覆的摩擦：許多人在有青春痘困擾時，都會忍不住用手在臉上摸摸擠擠，甚

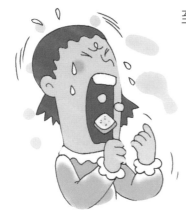

至有些人會變成反射動作，也不在乎手部是否清潔。而騎乘機車時必須戴的安全帽，對某些長在臉部外緣、額頭、下巴等部位的青春痘，也很困擾。前者最好戒除這種不好的習慣，後者就只能勤於更換安全帽的內襯，讓內襯維持一個比較乾淨的狀態。

不當的保養品或化妝品：許多人因為青春痘的困擾，在尚未就醫前，就先以各種蓋斑膏、隔離霜、厚厚的粉底想要遮掩，但卻越來越惡化，因為這些外來的化學物質反而更加阻塞了毛孔，讓油脂的排出更不利，所以在層層化學物質的「面具」下，遠看時看不出來有異狀，近看時會發現臉上出現膿皰狀的突出。卸妝時更是另一次的傷害，因為所有的卸妝乳液都標榜是以油脂基礎，可以「輕鬆」的溶下各種粉底或彩妝，而這些油脂的卸妝乳液相對也容易帶著化妝品的化學物質也一同塞住毛孔，讓外來的油脂和內生性的油脂糾纏不清，惡夢不斷。

藥物：如：抗結核藥（INH）、抗癲癇藥（Dilantin）、男性荷爾蒙、皮質醇、溴化物、鋰鹽、抗甲狀腺的藥，都會引起青春痘，醫生在使用這些藥物之前，大多都會事先提醒消費者，讓他們先有一些心理準備。

日曬與氣候：日曬算是間接惡化青春痘，因為日曬後太熱了，讓身體不由自主的又流更多汗、分泌更多油脂，如果沒有辦法立刻沖沖臉、淨化一下，讓臉部清爽一些，最後還是造成了毛孔的阻塞。到外地旅行時，也是對肌膚的一種刺激，因為肌膚必須在短時間內適應不同的溫度與溼度，尤其到溼度較高的區域，也可

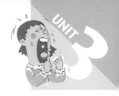

能出現整個臉好重好黏的不舒服感覺。

　　便秘：腸道排泄功能的不順暢，也會使食物中的有害物質繼續堆積體內，整體呈現出容易疲累、口臭、臉上的痘痘也可能增加。許多年輕朋友對蔬果類的攝取並不足夠，水分的補充也不足，在同時缺乏足夠纖維素和水分的情形下，腸道的排泄狀況當然會越來越不通暢了。

　　職業上接觸油脂、含氯的碳氫化合物：曾經於1979年台灣中部地區發生可怕的米糠油多氯聯苯中毒事件，受害者在體內都檢測出含有多氯聯苯，而且皮膚上明顯出現因為多氯聯苯而誘發的青春痘。

　　生活作息不正常：熬夜、日夜顛倒、睡眠不足、情緒劇烈起伏、壓力過大，都會直接或間接讓病情惡化。許多人都開玩笑說「睡美容覺」，其實是有幫助的，一方面讓身體獲得足夠的休息，讓情緒平緩、也可以讓肌膚有充分休息的時間，熬夜和壓力過大時都會干擾體內的新陳代謝或是內分泌系統，而這些也會促使「面子問題」變得更複雜些。

　　女性生理週期：因為內分泌的影響，大約在每次生理週期開始前的2到7天，會長出一些零星的痘痘。

　　許多人會覺得油炸的食物，一定會影響青春痘的發生，可是就皮膚科相關文獻報導上，並還沒有一定的具體結論，而皮膚科醫師的臨床經驗上，有時會發現

部分案例真的會因為油炸食物的攝取而惡化症狀,目前較有定論的是含「碘」的食物,例如海苔、昆布、海帶、海帶芽等,會有惡化症狀的效果,因此有青春痘困擾的人,還是要小心食用。至於巧克力、油炸品、花生、洋芋片、辛辣的食物,甚至其他特殊的食物,其實都有賴青春痘患者自己找出關聯性。如果自己覺得吃了哪些食物,好像會惡化臉部的青春痘,最好還是稍微遠離一些,再搭配生活作息的調整與藥物的幫忙,都是幫助症狀緩解的有效因子。

其實,油炸食物是否會引起青春痘的惡化,雖然就學理上並沒有科學的證據支持,但是就飲食行為的探討上來看,喜歡吃油炸食物的人,多半都是口味較重、較愛吃肉、蔬果的比例明顯不夠的族群,這樣的飲食習慣會犧牲掉許多來自蔬果

的保護營養素,而青春期的男生遭遇青春痘問題的比例又比女生高,這些男生有不少的比例都是「肉食主義」者,女生反而對蔬菜和水果的主動需求更高一些,因此,就口味輕重和飲食內容比例來看這個問題,也許可以找出些端倪。

一旦有青春痘的問題,絕對不必怕看醫生,或是覺得丟臉,因為如果沒有遵循正常管道,找到好醫生幫忙,青春痘的惡化會造成臉上

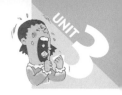

肌膚的永久傷害，甚至影響了孩子的自尊心和自信心，這下子可才真的會丟臉丟大了。

　　皮膚專科醫師多半會針對個人的實際症狀與差異性，來幫病患選出最好的外敷和口服內用藥物，一些常用的藥物包括了：過氧化苯、克林達黴素、紅黴素、四環黴素和維他命A酸。治療青春痘不像感冒，一般感冒在用藥後也許三、五天到一週後，病症就有明顯不同，青春痘的治療大約都要四週以後才會覺得有點改善，而且同時必須注意避免對皮膚的刺激，所以療程中很容易令人覺得沒有什麼進展，很讓人沮喪或放棄，因此醫師都會耳提面命，甚至請病患自行比較：有沒有長出新痘痘、痘痘的膿瘡是否較小等問題，以增加患者的信心。如果患者因為心急，每二、三個星期覺得沒有進展，就又換了醫師，都只會讓療程從零開始，並沒有任何助益。

　　整體而言，生活中有幾項必須注意配合的因素，可以有效幫助療程：

　　正確的洗臉：每天用溫和的洗面皂輕輕洗淨，也輕輕用乾淨的毛巾拍乾，太過用力的搓洗反而會刺激局部，讓症狀惡化。

　　避免直接刺激：不要再擠粉刺，也不要有意無意去刺激青春痘。

　　慎選臉部用品：小心選用保養品和化妝品，如果發現膚質不能適應，必須立即停用，因此可以先從專櫃中試用樣品，以了解是否適合膚質，也可以透過皮膚科專科醫師的介紹，挑選適合青春痘患者的產品。最好的方法是盡量停用化妝品，讓肌膚獲得充分的休息。

　　遠離刺激性物質：遠離油煙和機油等會直接影響臉部油脂的物質，也盡量

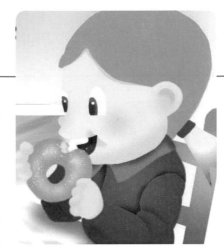

避免臉部或背部、胸部等青春痘的病灶處與衣服產生摩擦，加速惡化。

正確使用青春痘產品：部分產品會增加皮膚對光線的敏感性，適當的防曬措施是必要的，可以透過醫師得到正確的訊息並確實遵守。也請教醫師預計的效用時間，千萬不要太過心急而自行換藥，給肌膚和青春痘藥品一點時間和信心。

充足的睡眠與休息：人體有充分的休息，精神好了，自然臉色會比較健康，情緒也比較穩定，對於肌膚就可以免除一些負面的影響因素了。

均衡的飲食：雖然說沒有證據顯示飲食因素會惡化青春痘的症狀，但是均衡的飲食可以提供身體較完整的基本保護措施，對於腸道的生理功能也會有正面幫助，吃得健康對情緒控制也有幫忙。自己過濾幾種會讓自己青春痘惡化的食物，盡量避免食用，即便沒有所謂的科學證據，但是要學習相信自己身體發出的聲音，不要太「鐵齒」吧！

「面子問題」表面上並不會影響身體機能的任何功能，但對於愛面子的少男少女而言，在這個尷尬的年紀，如果有一張豆花臉，真的讓人很挫折、覺得很沒有面子，也有可能因而影響人際關係、對自己喪失信心，所以適時求助於皮膚專科醫師，對症下藥，就可以縮短和減輕這項痛苦，讓多采多姿的青春期，真的是色彩繽紛！

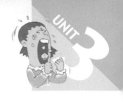

青少年的飲食記事

惱人的「好朋友」

十六歲的欣如是高中一年級的女生，長得白白淨淨的，在班上也很安靜，不是那種很愛出風頭的女孩，高中一年級的生活對欣如來說還算能夠適應，比起國三的一堆考試，高一反而稍稍鬆了口氣，即使補習也只佔了一星期中的一天，其他日子裡還可以有時間參加社團，雖然欣如的話不多，但她喜歡聽聽別人發表的不同意見，參加的吉他社也剛好讓喜歡唱歌的欣如有一個發展長處的空間。

欣如的生理週期雖然在四年前就已經開始了，可是週期時間的長短都還沒有固定，有時候會讓欣如覺得很緊張也很心煩，因為時間的不固定，讓欣如只要週期一延後，就開始提心吊膽，擔心臨時出現狀況。

個性溫順的欣如，有一天卻在吉他社裡無緣無故的發了一頓脾氣，她記得她的樂譜明明放在社裡的書櫃裡，但是練習的時候卻找不到了，即便她把整個櫃子翻遍了，就是沒有發現，欣如已經有一點生悶氣了，覺得社團裡不應該出現會隨便拿別人東西的人，還不願意承認，這時，學姊又說了一句：「自己的東西要自己顧好，才不會浪費大家的時間。」欣如一聽，簡直覺得快受不了

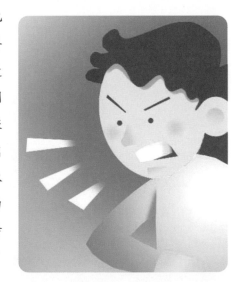

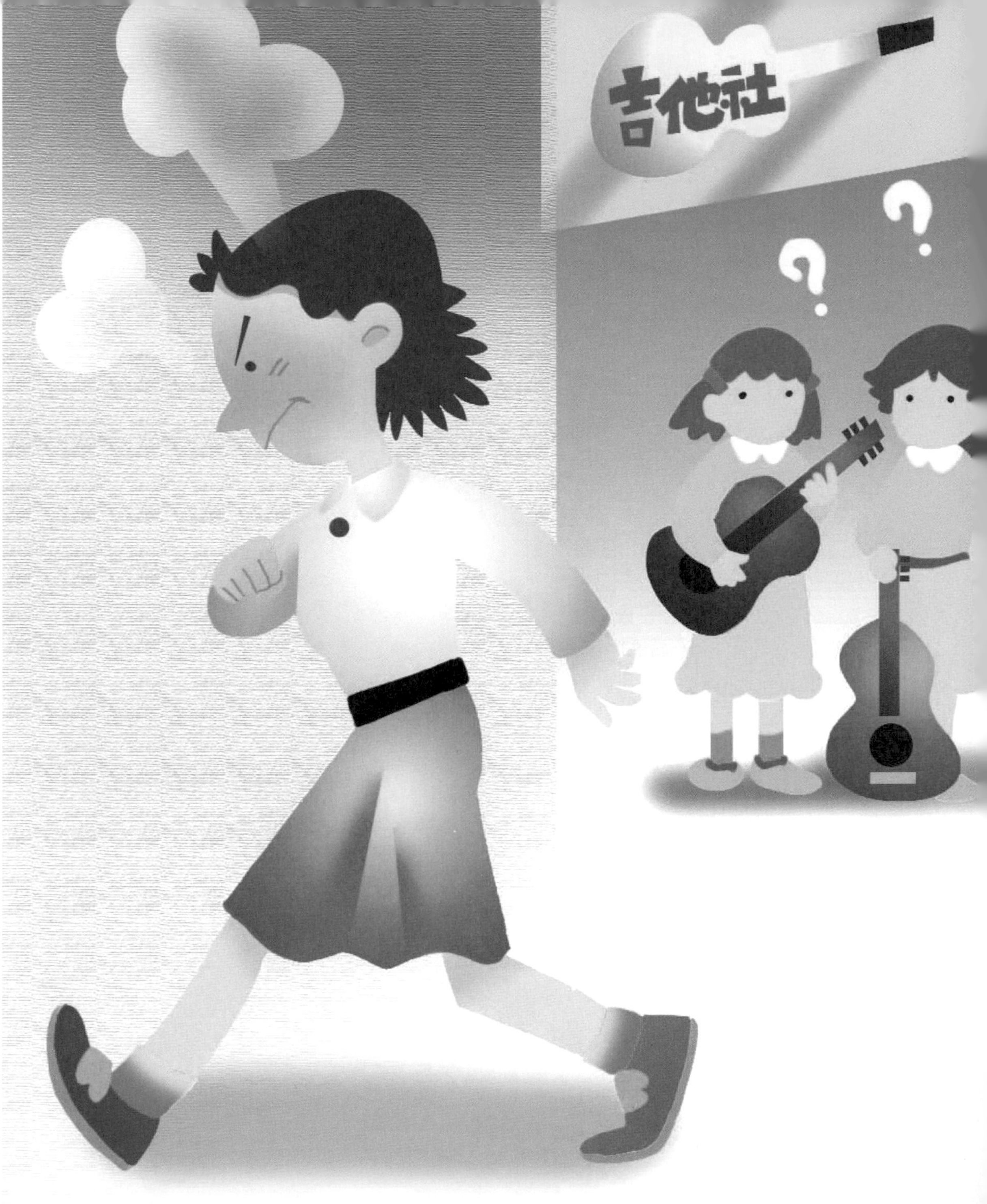
吉他社

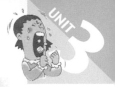

青少年的飲食記事

了，接著二話不說，把吉他收好後，就大步走出社團練習室，留下練習室裡的學姊們和同學們一陣錯愕。

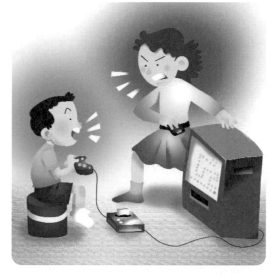

欣如到操場上吹吹風，買了一瓶果汁喝下，心情比較平靜了，卻有一點後悔，剛剛為什麼要發這麼大的脾氣，不一定只是同學拿錯了譜，或被借出去練習了，真想不懂自己是怎麼回事？只是一本譜而已，如果真的弄丟了，自己的零用錢也夠再買一本啊！不應該就這麼拂袖而去，「糟糕，會不會讓學姐覺得我很驕縱呢？」欣如越想越不安，卻也拉不下臉馬上回到社裡再一起練習。

喝完果汁後，到廁所洗手時，卻發現臉上不知道什麼時候冒出兩顆小痘痘，「我的天，今天怎麼這麼倒楣？譜不知道被誰弄丟了，臉上又冒出痘痘來，唉！」既然不再回社裡練唱，欣如索性直接回家，帶著一肚子的悶氣。

回到家裡，還沒有到開飯的時間，弟弟已經回到家了，正在客廳裡打電動，媽媽正在廚房裡忙著張羅晚餐，欣如一臉不如意，媽媽一看就知道了，媽媽問：「欣如，有哪裡不舒服嗎？你的臉色不太好，是不是肚子餓了？要不要先喝杯鮮奶？我幫你用微波熱一下。」欣如搖搖頭，

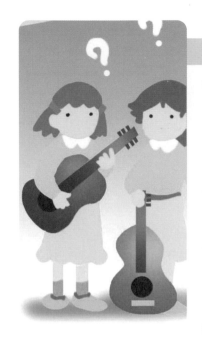

說：「沒什麼，只是覺得今天悶悶的，又很倒楣，我的樂譜在社裡不見了。」欣如突然想吃一些甜的東西，打開冰箱找還有沒有剩下的巧克力，倒了一杯水，一邊吃一邊發呆。媽媽要忙著弄菜，心想讓她靜一靜也好，也就沒有再問她了。

客廳裡傳來電動玩具大聲的音效，讓欣如聽了更心煩，忍不住對弟弟大聲說：「唉，你關小聲一點行不行，你吵到我了！」弟弟可能正在專心闖關中，根本沒有聽到欣如的抗議，欣如乾脆直接走到客廳，拿起電視的遙控器，關成靜音。弟弟愣了一下，大聲抗議：「姐，你太過分了，我又沒去吵你！」欣如也不甘示弱的說：「客廳是大家的，如果別人不想聽到這種聲音，你就不應該開這麼大聲。」一肚子氣的欣如覺得今天真的很悶，怎麼到處都有人要找麻煩，只好自己回房間生悶氣。

吃飯的時間到了，欣如可能是先吃了巧克力，對滿桌的飯菜沒有什麼食慾，只夾了一點青菜，喝了一碗湯就說飽了，媽媽知道這個年紀的女生有時候會怕胖，不敢多吃，問了欣如：「欣如啊，要不要再多吃一點，沒吃飽的話睡前很容易又餓了，那時候吃宵夜才會胖喔！」欣如還是沒精打采，但是又多喝了一碗湯。

吃完晚餐的欣如今天也不想幫媽媽收拾碗筷，覺得好累喔，洗完澡後，把書包整理一下就想睡了，躺在床上又覺得頭好痛，翻來覆去都睡

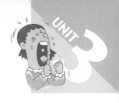

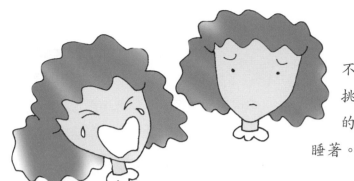

不著，後來只好打開CD唱盤，挑一張喜歡的CD，調成很小聲的音量，也不知道過了多久才睡著。

第二天起床，欣如覺得肚子小腹悶悶的，臉上的痘痘還在，吃了早餐後就往學校去了，可是又好想吃點別的東西，所以又特別繞到西點麵包店買了一片波士頓派，和一個咖啡瑞士捲，心裡知道自己可能吃不完，可是不知道為什麼，就是很想先買起來，到學校的時候可以解解饞。下課時間一到，欣如果真就把兩塊蛋糕下了肚，心裡覺得稍微舒坦一些了，也不知道怎麼回事，有一點如釋重負的感覺。

下午上廁所時，發現月經突然來了，這個月還是慢了一個星期，書包裡備有棉墊，幸好還在學校，不至於穿幫，每天的提心吊膽，也總算鬆了一口氣。課後到社團時，自己先向學姊說出對不起，而且感覺上好像也沒有多嚴重或尷尬，學姊也已經幫欣如買了新的樂譜，還安慰她沒有關係。一切都突然變得否極泰來，和昨天的箭拔弩張相比較，簡直是天壤之別。

欣如雖然月經剛來，覺得有一些累，但是整個心情又好多了，對昨天在社團的事向大家說聲抱歉，她又回復成那個平平靜靜卻愛唱歌的高一小女生了。

小女生的多變個性，常常讓外人覺得「晴時多雲偶陣雨」，非常不可捉摸，可是如果仔細分析小女生的情緒變化，許多都是和生理週期息息相關。剛開始來經時，因為內分泌仍然處於比較混亂的狀態，尚未完全協調好，所以月經的週期日數往往會有一陣子忽長忽短，也許一年內就可以有一定的週期日數，也許要四到五年的時間調整，甚至有部分婦女一直到成年期後都還有這樣的困擾。當小女生初經來臨，媽媽最好請女兒開始做自己的週期紀錄，也許用個小手冊，實際記下每次月經的時間，看著週期紀錄，可以比較客觀的推算自己的週期，雖然大多數婦女是28天一個週期，但是有些人會五週或40天、或其他天數不等，自己和自己的週期相比較，而不是以28天為標準，就比較不會老是覺得怎麼「好朋友」總是遲到。

一般而言，月經週期因為內分泌在體內的作用，會讓部分女性在月經開始之前的數天到一星期左右，出現生理和心理雙重不舒服的感覺，臨床上稱之為「經前症候群」，出現的症狀因人而異，例如：

● 生理症狀

　　疼痛：乳房脹痛、頭痛或偏頭痛、不明原因腹痛、下腹部腫脹、全身痠痛。

　　水分滯留：手腳略微水腫、體重增加。

　　自律神經反應失常：容易頭暈、暈眩、突然冒冷汗、不明原因嘔吐或反胃。

　　飲食習慣變化：食慾突然大增或對某種原來很喜歡的食物產生反感。

　　腦神經系統：睡眠狀況不佳、健忘、注意力無法集中、判斷力變差、出現意識

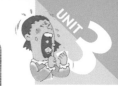

恍惚、連身體活動或運動時的協調度都突然退
化等。

● 心理症狀

情緒出現障礙：突然想大哭、只想自己一
個人靜一靜、怕吵或怕被干擾、容易沮喪、自
己也無法掌控自己的脾氣、覺得很憂鬱、焦
慮、覺得很孤單、很容易緊張、不明原因的煩
躁不安。

變得太過敏感：暴躁、容易發脾氣、容易
和別人產生衝突、比較容易激動。

日常行為改變：對原來喜歡的事情或興趣
覺得意興闌珊，沒做什麼事就很容易累很想
睡，做事效率大減，雖然秤量體重時知道自己
體重又增加了，可是仍然很想吃東西，也很容易失控大吃等。

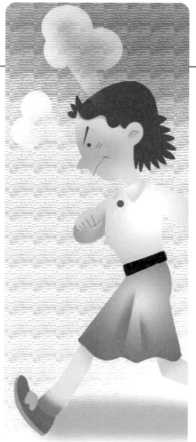

列出這麼多問題，可能已經把男士們嚇得說不出話來了。事實上，並不是
每位女性都會同時出現所有的症狀，即使出現部分症狀，也會因為不同個體而
有不同的輕重程度，但是如果自己發現症狀的種類與嚴重程度已經明顯影響到
上班或就學的情況，就要思考是否應該尋求專科醫生的協助。臨床上醫師也發

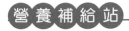

現，如果母親或姊妹曾經出現經前症候群的人，她們也比較容易有相同的困擾；而有抽菸、喝酒或濫用毒品的女性，也會更容易出現症狀，這個族群的女性一旦出現經前症候群的各種生理或心理上的不舒服，往往都直接求助於菸、酒和毒品，讓症狀不但無法緩解，雖然造成短暫的麻痺，反而對這些麻痺因素的依存性更高了。許多女生都因為懶的動、怕曬黑、太忙……等，總之，找了一堆藉口讓自己不運動，長期缺乏運動的人，也比較容易出現經前症候群，身體的新陳代謝慢了，血液循環的功能、心跳和肺的換氣功能都會隨著越來越懶而越來越差，如果從另一個角度思考，運動不但訓練了心肺功能，也是情緒紓發的一個很好的管道，在運動的時候可以專心面對自己的身體，暫時忘記課業與工作上的壓力，讓腦子淨空，卻停留在專注於身體肌肉的協調，出完一身汗後，感覺上把身體的垃圾淨空了，也同時把心理的垃圾淨空了。

過度熬夜和吃得不正常的人，也是經前症候群的高危險群。熬夜本來就會打亂身體的生理時鐘，讓體內的酵素系統或內分泌系統始終搞不清楚該歇息，或是該努力工作，身體的細胞當然也沒有辦法完全休息和修復，常常熬夜或日夜顛倒的人，即使睡足了預定的睡眠時間，卻常常覺得很累很累，該真的工作或上課時，不免就會影響注意力而無法專心了。至於飲食上不很注意的人，有可能對身體所需要的各種營養素會出現攝取不夠的情形，當然也會影響身體的代謝需求，使生理症狀浮上檯面。

即便現今還沒有具體的臨床檢驗證據可以分類，或明確定義經前症候群的類別，雖然經過推論可能和女性體內的黃體激素和雌激素的比例異常有關，也有部

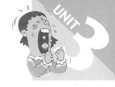
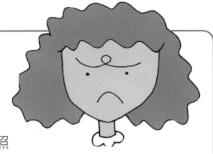

分精神科醫師覺得個人承受壓力、或社會人際關係等因素，都可能有連結或影響，實際的病因很難以一定百，因為真的因人而異。

可是姊妹同胞們卻可以幫自己做一點事，對照著自己的月經紀錄，如果月經已經有一定週期出現，看看自己容易失控、比較失常的日子可能出現在月經開始前10天，就在工作月曆上預先做一個記號，如果事先可以知道是荷爾蒙開始影響自己的行為和心智，自己幫自己先預設一個暫停點，不要把自己逼得太急了，否則反而容易影響身邊關心自己的人，與其在事後後悔，還不如先讓自己暫停一下，聽聽身體的聲音。

另外飲食盡量清爽而均衡，良好的睡眠品質和固定的睡眠時間、適當的運動也會有些幫忙，有些醫生會建議補充鈣質、維生素B$_6$、維生素E，如果發現無法改善，就必須考慮使用部分藥物，例如抗憂鬱劑、抗焦慮劑、利尿劑或荷爾蒙補充，但這些都必須經過專科醫師的確實判斷，重症的經前症候群畢竟仍佔較少比例，大約只佔了10%的婦女比例，而也只有3～5%的婦女會屬於經前憂鬱症，才需要動用到抗憂鬱劑等藥品。

生理週期開始後，請小女生們多喝一些溫熱的開水，也注意手腳的保暖，盡量不要喝冰涼的飲料，或直接吃從冰箱拿出來尚未回溫的水果，對小女生的生理週期品質，會有明顯的幫助。許多媽媽會想要燉一些四物湯讓女兒調養身體，最好也先諮詢一下中醫師，看看女兒的體質虛實，幫她們找出較合適的藥膳處方，才不至於過與不及，添加不必要的困擾。

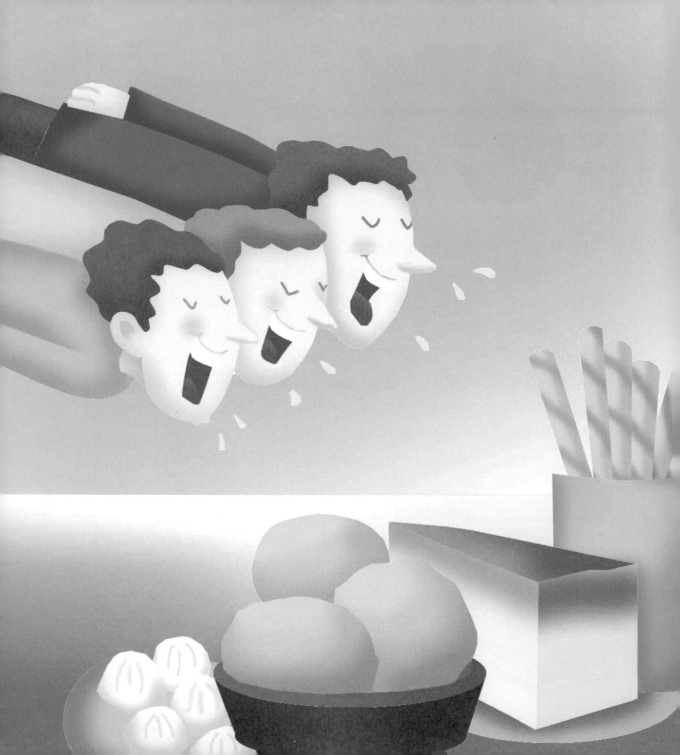

UNIT

4

健康飲食與生活

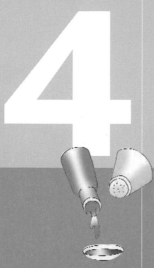

讓孩子自己可以吃得正確這件事，

到底有沒有可能輕鬆達成？

除了吃的問題，還需要幫他們注意哪些生活上的事情？

國內外青少年朋友的飲食行為，有哪些異同？

都將在這個章節中為爸爸媽媽們提供一些資訊。

補習與熬夜

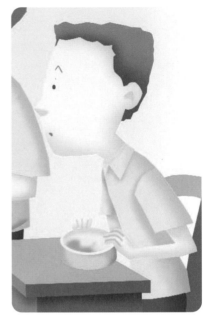

因為課業的壓力，孩子們在課外的補習似乎已經變成理所當然，許多課業壓力重的孩子，在學校、住家和補習班三地之間往返，不僅耗費很多時間在交通上，趕課、趕時間的生理壓力，也常常讓孩子喘不過氣來，這時候，媽媽們不僅會擔心孩子在外面趕場的過程中，到底吃得好不好，也會想問在高壓力下是不是要額外補充一些營養品，讓孩子的身體可以應付得來。基本上，孩子因為自主能力已經頗完備了，肚子餓了會自己找東西吃，所以應該提醒他們的是選擇食物的內容，孩子可以評估各個段落的時間銜接上，有多少時間可以吃點心或正餐，離下一次用餐的時間還有多久，再決定要吃的實際份量。舉例來說，如果孩子下午四點放學，補習班五點半開始上課，就可以利用這段時間先吃一些清淡的簡餐，御飯糰、沙拉三明治、肉包等，再搭配個豆漿或牛奶，這樣的蛋白質和醣類的比例可以讓孩子在補習時，腦細胞內的葡萄糖濃度能夠稍微穩定供應，不會忽高忽低。如果孩子在這個時間肚子比較餓了，就可以選擇乾麵配小菜、水餃或鍋貼、小籠包等份量稍微多的食物，這個時間點大約最多吃到六、七分飽就可以了，因為許多孩子在補習後仍然會吃一頓宵夜，如果每一次都要吃

飽，就整體份量來說將會過量。上完課回到家中，大約都已經晚上九點到十點間，這個時候因為距離睡覺的時間過近，並不適合再吃太油膩或太多，倒是建議媽媽可以煮個蔬菜湯，補足孩子在外用餐蔬菜比例的不足，白花菜、木耳、金針菇、小白菜、海帶芽等，都是可以快煮的蔬菜湯，媽媽也可以在家人晚餐中直接製備蔬菜湯，幫孩子預留份量後再溫熱就可以了，這些蔬菜湯中都可以用豬排骨、雞骨、魚骨為湯底，一方面為口感加分，也可以補足孩子正需要的鈣質。水果也是可以在這時候供應的，孩子整天在外，除非媽媽可以把削好的水果，放在容器或塑膠袋中讓孩子帶到學校吃，否則每天兩份的水果份量雖然不多，卻往往最容易被忽略，睡前不宜再吃太鹹或太油，水果的補充可以讓身體覺得比較清爽，但要注意溫度的問題，晚間還是不要吃太冰涼的東西，對氣管的保養與過敏體質的控制都較有利，所以還是稍微回溫到室溫程度，會比較理想。

　　熬夜的孩子該怎麼辦？孩子熬夜後很容易肚子餓，這時候可能會有孩子選擇吃泡麵解決，既快速又可溫飽，一碗香噴噴的泡麵，在「泡」和「等」的時候都是很讓人期待的，但是當泡麵下了肚，本來預計要多撐個兩個小時的計畫，可能半個小時後就泡湯了，因為馬上會覺得昏昏欲睡，而且口乾舌燥，主要是油和鹽的比例太高，太晚或就寢前吃這類的食物反而把應該下班休息的胃叫醒，身體部分血液匯往消化道再度集中，就只好讓腦部稍微放鬆和休息了。如果真的非不得已必須熬夜的時候，最好還是吃一些比較

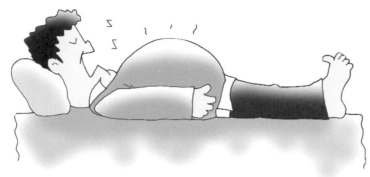

清爽的食物，絕對不要吃飽，大約五分飽以下就好，一方面維持適當的血糖提供專注力，一方面也不會過度增加消化器官的負擔，第二天一早起床，比較不會有頭疼欲裂和口乾舌燥的感覺，例如可以選用溫熱的牛奶燕麥粥、淡味蘇打餅乾配起司，並記得在睡前喝一杯溫水，讓消化道可以稍微工作，卻不至於過度勞累。

　　家長們最想問的可能是：「這些孩子成天在外，要不要額外提醒他們吃營養補充品？」「考試的時候，可以吃什麼增加腦力？」對這些承受高壓力的孩子們，可以幫他們準備一些綜合維他命，如果他們大考將近，吃和睡都不太正常的時候，這類幾乎涵蓋所有維生素和礦物質需求的營養補充品，可以拿來應急，人體在高壓力時，許多營養素的流失和消耗也會跟著增加，因此適時適量的補充是必要的。至於增加腦力的問題，飲食的比例正確，提供的食物清爽，都會有幫忙，而這些都是平日就要注意了，維持身體一個比較清淨的環境，自然專注力就可以提升，老是大魚大肉卻忽略了蔬菜和水果，讓體質呈現酸性後，有的孩子會變得比較靜不下來，對繁重的課業就更容易覺得枯燥乏味而沒有興趣了。

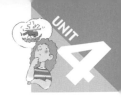

國內外青少年的飲食差異

如果和美國的青少年相比，其實台灣的孩子吃的還算健康許多。想想看，如果孩子的主餐都以漢堡裹腹，蔬菜在哪裡？就只有漢堡內的一小薄片，根本應付不了孩子對保護性營養素的需求。東西方對蔬菜的烹調方式、蔬菜的種類與喜好都不相同，東方的飲食對蔬菜的看重程度稍微較高，也煮得比較合乎胃口，所以多少都會吃到一定的份量，雖然說希望可以將肉與蔬菜的比例盡量接近1：2，無法達成理想比例的原因大部分都是因為肉類攝取太多。

　　一般而言，在美國大學內的附設餐廳，會有幾種模式，會有只販售三明治、各式杯子蛋糕（Muffin）、甜甜圈、含糖飲料、碳酸飲料的簡式餐廳，三明治可以依照個人需求選擇所需配料，肉類以各種肉品的火腿為主，蔬菜會有芽菜類、萵苣、黃瓜片等選擇，是屬於清爽型

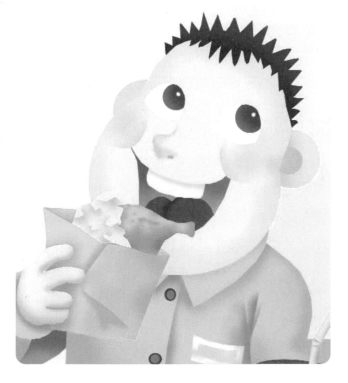

的午餐，學生們多半會搭配一瓶綜合稀釋果汁，稍微有概念的學生還會自備水果。另外還有「All you can eat（吃到飽）」形式的餐廳，這類餐廳面積較大，也提供較多熱食，例如披薩、義大利麵、濃湯、沙拉、焗烤類主食、炸雞、薯條、水果、飯類、甜點、蛋糕、飲料、冰淇淋……等，感覺上與美式連鎖餐廳的內容和風格很像，有的供餐內容甚至更多，許多留學生剛開始展開留學生涯的第一學期，體重往往會急速飆高，就是拜這種學生餐廳所賜，因為真的太容易「迷失自我」了，忘記要控制到哪個份量就要暫停，會在這類餐廳流連忘返的當地學生，常常也是實力派的，許多是學校球隊的選手，需要大量的飲食內容。其實美國的青少年一般的午餐都很精簡，麵包、果醬、花生醬、火腿片、萵苣片幾乎就是一餐，相較於國內的孩子，便當中至少主食、肉類、蔬菜都有，只缺了水果較少供應，因為都以炒或炸為主，所以油份比例會比三明治來的高。只要聰明的選擇餐盒，就可以找到合乎需求的營養餐點，對重要的綠色蔬菜也可以攝取到較多的份量。

　　至於晚餐部分，美國的大學生晚餐會稍微吃多一些，也許又到Buffet解決，點份肉丸子義大利麵、或漢堡餐，而台灣的學子常到自助餐自己挑選菜色，三樣菜加一碗飯是常見的組合，這時候兩方的油脂比例可能不相上下，因為漢堡肉的動物性脂肪含量可就高了。其實，無論喜歡中式或西式的口味，對於選擇食物的技巧，還是只有「品質」、「種類」、「份量」、「頻率」四大原則，要先把孩子教好，讓他們知道合適的份量和食物間的比

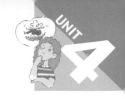

例，之後就可以隨他們的口味喜歡隨時搭配，對於青菜的重要性還是得隨時強調。

這些美國小孩的正餐吃得少，難道不會肚子餓嗎？自動販賣機在美國校園裡是非常重要的校園特色，也是許多孩子賴以維生的重要食物，自動販賣機中常出現各種巧克力、小包裝洋芋片、小包裝餅乾……等，都是孩子們課餘時間的熱量補充來源。還有各種含糖飲料、碳酸飲料的充斥，讓許多美國中學生和大學生可以整天不必喝半滴水，因為都已經養成喝這些很有味道的飲料的習慣了。

國內因為在高中職以下學校機構不可以進駐自動販賣機，教育部對校園食品又有較多規範，所以在高中以下的學校，比較不會出現類似的困擾。但是，大學這個號稱自由的小社會，就不免又可以發現自動販賣機，各種點心零食在學校販賣部中都可以隨時隨地買得到，所以問題的根本解決之道，還是先灌輸孩子基本的「飲食智商」吧！

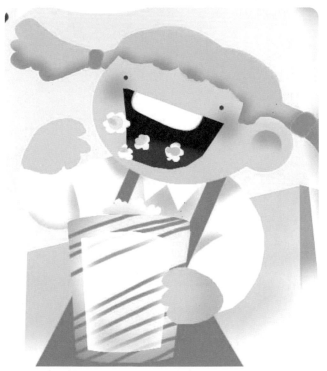

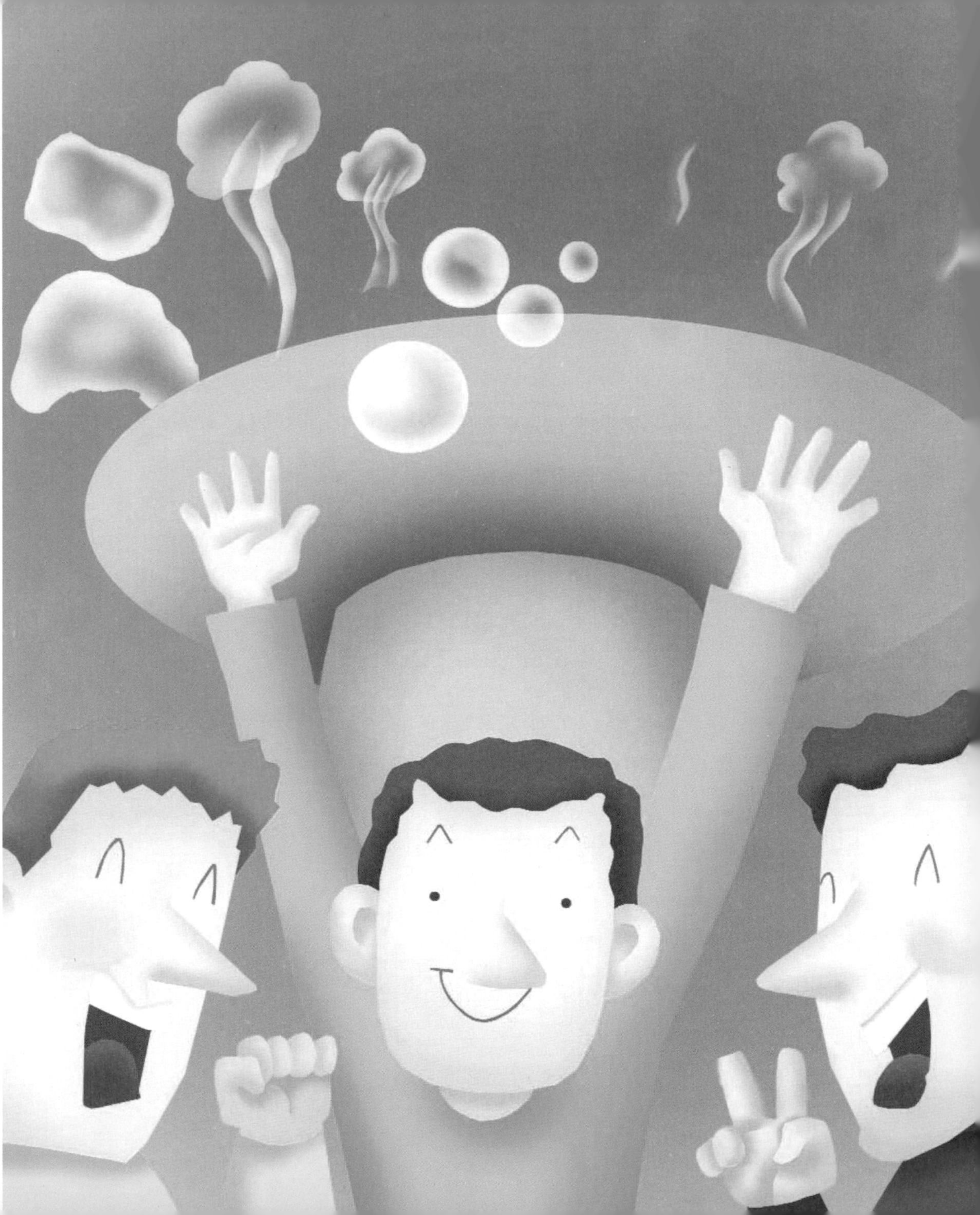

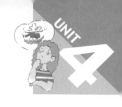

青少年的飲食記事

男生宿舍

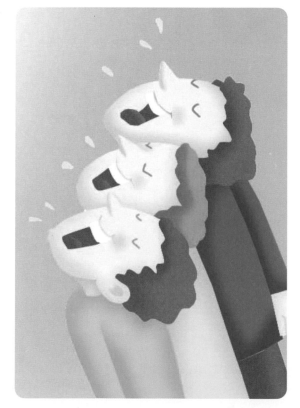

人家說：「上了大學後就擁有所有的自由」，這句話印證劉正偉身上，還真的一點都沒錯。劉正偉的家人都住在南部，自己因為考上了北部的大學，所以為了上下學方便，就選擇住在學校的宿舍裡，雖然住校，正偉有一台摩托車，方便出校園的時候可以騎乘，就不用每次都要等公車，正偉覺得那樣很浪費寶貴的時間。

正偉唸的是資訊管理，和班上的大多數同學一樣，為了擴增自己的電腦設備，必須在課外的時間兼一些家教，賺一點額外的生活開銷，才不會每次向媽媽伸手要錢時，都覺得尷尬。媽媽其實幫正偉在銀行開了一個獨立的帳戶，每個月都會直接把生活費匯到帳戶裡，正偉只要用提款卡到提款機直接領錢就可以花了。可是正偉有時候要買的電腦零件，一下子就相當於花去二個星期

的生活費，媽媽雖然嘴裡不說，正偉覺得還是找個家教自力救濟一下，比較安心。

正偉的三個室友都有身兼家教，每個月的第一個週末，是他們609寢室的公定聚餐日，因為每個月的月初，四個大男生大多都會領到家教費，當然要先犒賞一下五臟廟。這些大男生都很能吃，為了覺得要值回票價，他們最喜歡找「吃到飽」的餐廳進補。校園旁剛好就有幾家餐廳，正是這種類型的，有火烤兩吃、中西式自助餐、麻辣火鍋……等，還附贈飲料暢飲，價格如果換算成他們可以吃到肚子裡的份量，還真的非常物超所值。

這天傍晚，這群大男生又么喝了隔壁寢室的同學：「走囉，要去吃大餐了，一起來吧，人多才熱鬧。」因為天氣轉涼了，他們今天想要吃火烤兩吃，又有烤肉，又有火鍋，熱滾滾的非常過癮。一群大男生浩浩蕩蕩進了餐廳，工作人員問：「有沒有什麼不吃的？」正偉笑著答：「我們什麼都吃！」接著工作人員就端出豬肉片、牛肉片、牛小排、羊小排、味噌雞肉丁、花枝片、豬肥腸、鯛魚下巴、柳葉魚、味噌魚排、蝦子等烤肉食材，全部都上了桌，所有男生

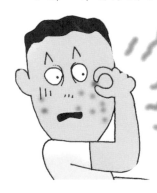

早就摩拳擦掌，已經動手開始烤肉了，另一路人馬到了火鍋食材區，拿了一盤又一盤的火鍋料：魚餃、燕餃、貢丸、豆皮、金針菇、豬血糕、一些青菜，也不甘示弱的一項一項往鍋裡放。

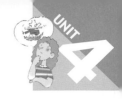

才兩三下工夫，剛剛滿桌子的食物，都已經盤底朝天，正偉向工作人員揮揮手，工作人員將空盤收走後，馬上又補上了一盤又一盤的烤肉食材，他們已經吃過太多次這類的餐廳，早就練就出一身烤肉的功夫，而且連醬料的調配，也都各有心得，有的喜歡用味噌為基底，再調一些甜辣醬，有的喜歡有比較多的蒜泥，覺得又香又可以增強抵抗力，每個人都可以說出一套美食理論。火鍋也開始熱滾了，剛剛加進去的各種材料只要一被發現已經熟了，馬上就會被夾走，這群志同道合的大男生，可以一邊聊功課、聊電腦、聊網路、也仍然不會忘記一直吃。

他們喜歡選這家餐廳的原因是菜色非常多，熟食區還會有許多小菜和甜點，還有免費無限供應的名牌冰淇淋，這個牌子的冰淇淋一般的零售價，光一小小杯就要一百元左右，在這裡可以隨意吃，雖然他們不是特別愛吃冰淇淋的一族，但是看在來這裡就是要「撈本」的心理，不吃白不吃，總是不能免俗的挖個三、四球，才覺得對得起自己。

大約過了兩個小時，烤肉食材也已經吃了六輪了吧，火鍋內容到底吃了多少也已經算不出來了，大家正在品嚐冰淇淋時，正偉的室友說：「今天的豬肉片很不錯，早知道就該多點一些，不像烤牛小排這麼花時間，又比較老。」一群人七嘴八舌討論食材和「戰術」，對下次的聚餐就更有信心可以加強「功力」。結完帳，這群男生一個個挺著肚子，浩浩蕩蕩返回宿舍。

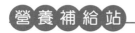

看到他們這麼會吃，真的不知道該替餐廳老闆捏把冷汗，還是為正偉他們一群大男生擔心？如果依照正偉他們這樣的食量，大約在一個餐次裡就可以有2000大卡以上的熱量進帳，在這個年紀，即便是高運動量的男生，一天內大約攝取2800大卡，就已經非常足夠了，所以這些「暴食主義」的大男生，可能還不知道自己身體所遭受的危機吧。

許多青年男女在年輕時都非常能吃，身材卻不一定會走樣，如果也從來沒有因為吃太多而出現胃腸不適的情況，就容易自認為自己有一副「鐵胃」，什麼都能吃，也都可以吃很多，甚至還沾沾自喜，覺得自己很有本錢，可以肆無忌憚的想吃就吃，不必特意考慮種類和份量。但是一旦養成這種觀念，卻是對健康有明顯的不良影響。

為了照顧這群大孩子一個人在外的三餐，幾乎所有的學校都會提供自助餐，這些自助餐廠商有的是外包簽約的廠商，有一些可能也是屬於學校的附屬機構，基本上都要合乎基本的食品衛生和環境的清潔，孩子們也可以從工作人員的服裝儀容、餐盤的清潔、餐具、調味品、回收餐具和廚餘之間的動線是否不會交錯污染，就可以理解這家廠商是否注意這些攸關衛生品質的環節了。一般的自助餐店還是會沿襲一個觀念，肉類、魚類等蛋白質食物要越多，看起來才有價值，因此總是會供應一大塊炸豬排、炸雞腿排、大塊滷肉、或炸魚排等主菜，才開始考慮蔬菜類的配菜，而配菜常常也是半葷素的菜色，所以如果孩子選擇了一塊豬排、一道半葷素的菜色、再加一道純青菜，整體的菜色比例上，蛋白質將明顯偏高，而保護性的蔬菜會明顯不夠。如同在第一章曾經提到過的比例問題，其實這些大

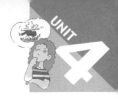

孩子在一天內只需要4～5份的肉，相當於4～5兩左右的份量，如果以大孩子的手掌比例來推算，其實是和他的一個手掌大小相當的體積，可是，自助餐店的炸豬排和炸雞排，就差不多是這個份量了，也就是說，許多孩子可以在一餐內就吃了一天份所需要的蛋白質食物。以這樣的比例吃久了，也無怪乎這些孩子所流的汗總是酸酸臭臭的，男生宿舍中常有的汗酸味道，其實就是源自於他們的飲食內容。一般的自助餐因為成本營運的關係，很難一併供應或販售水果，因此，

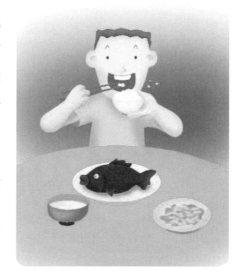

水果類的攝取，必須額外提醒這些孩子每天都要吃。大多數的女生對於水果的主動需求度較高，因為多半都被廣告或媒體教育，多吃水果可以提供維他命C，對肌膚美白有很大幫忙。而男生對於要挑選、要洗、要切的水果，可能就會覺得比較麻煩而能省則省了，水果的單價因為季節而變動的因素較大，許多大男生在比價後，對喜歡的水果種類還有可能因為嫌貴而就此放棄。基本上，媽媽們還是得提醒孩子每天要固定吃足量的蔬菜和水果，以蔬菜來說，每個餐次至少一碗半的中式飯碗的份量，一天共三碗，多選擇不同的顏色；以水果來說，每天就是兩份，以大男生的拳頭來比較體積，一個拳頭大約就是1.5份左右。所以利用容易採購和製備的水果，例如蘋果、柳丁、芭樂、奇異果、香

蕉、橘子、柚子……等好提拿、也方便儲存的水果,至於需要冷藏、體積較大、需要比較耗費時間清洗或切割的、或單價較高的,例如:西瓜、葡萄、水梨、楊桃、水蜜桃、芒果、木瓜、哈密瓜、香瓜……等,就等週末或假日返家時,再由家人幫忙供應吧,千萬不要讓孩子因為怕麻煩,而犧牲了每天吃水果的權利,對於常常要熬夜、功課壓力大的孩子們而言,份量足夠的蔬菜和水果,就可以供應許多重要的微量營養素,讓他們可以專心的應付課業。

　　大學週邊環境往往是發展成夜市觀光區的最佳場所,所有的大學男女同學在唸書熬夜之後,如果可以一走出宿舍,就有多重的飲食可以選擇,是多麼方便的一件事,許多餐飲業者看準了這塊大餅,都會在大學院區外圍開店設攤,想藉此服務這群具有高消費能力的大學生。台灣的出名小吃和夜市,往往是許多因為工作或學業而旅居在異鄉的人的最大牽掛,思念家人的時候可以打電話聯絡,思念某

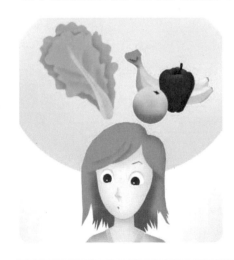

一攤的小吃可就頂麻煩的了,自己又不見得有功力可以照樣做出來,所以都只能趁返國探親或稍做停留時,趕快大快朵頤一番,由此就可以知道這些特殊訴求和風味的小吃,是如何深深抓住人的心,讓消費者難以忘懷。

　　想要在小吃攤健康的吃,並非天方夜譚,只要小心的注意選擇各種小吃的搭配,仍然可以美味與健康兼顧。首先,還是要先弄清楚各大類食物的區隔、份量的比例,用中式餐碗的體積或自

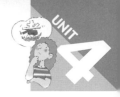

己的手掌體積推算一下主食類、蔬菜類和肉類的需求，就可以試著幫自己搭配一下，讓自己可以吃得更安心一些。

表4-1　小吃美食的各類食物比例

食物名稱	主食類	蛋豆肉魚類	蔬菜類	油脂類
蚵仔煎	★	★★	★	★
臭豆腐	-	★★	★	★★
大腸麵線	★★	★	-	★
雞蛋糕	★★	★	-	★
大腸包小腸	★★	★★	-	★
豆花	-	★	-	-
滷味	★	★★★	-	★
割包	★	★★	-	★
車輪餅	★★	-	-	-
炸雞排	-	★★	-	★★
鹽酥雞	-	★★	-	★★
可麗餅	★	★	★	-
水煎包	★	★	★	★
烤玉米棒	★	-	-	-
刨冰	★	-	-	-
章魚小丸子	★	★	-	-
炒米粉	★	★	★	★
烤肉串	-	★★	-	-
珍珠奶茶	★	-	-	★
雙胞胎、甜甜圈	★			★★

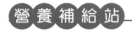

　　如果參考表4-1「小吃美食的各類食物比例」的表格，大約可以了解各種小吃中，大致上含有的食材比例，星號越多表示含量比例在該食物中較多，所以可以挑選個一、兩項，互相搭配所含的食材比例。一般而言，蔬菜是在夜市小吃中最難出現的食材，即便有，也都是塞牙縫的配角而已，例如水煎包的餡料和臭豆腐的泡菜。在表格中並沒有討論到所含鈉鹽的問題，一般小吃的調味都很獨特，相對的所使用的各家獨傳秘方，就不免會應用到各種含鈉的調味料了，所以從醃製、塗醬料、上桌前又再加調味料，層層步驟加下來，會讓不太能吃很鹹的人在吃完一兩項小吃後，就頻頻找水喝，這時候珍珠奶茶、愛玉冰、各種現打果汁、綠豆沙也都沾上地利之便，馬上會有人賞光。而這些飲料也是有熱量的，一杯杯下肚後，可千萬千萬不能剛逛完夜市就馬上就寢哦，因為所吃下肚的熱量，可能會讓對體重斤斤計較的女同學們，聞之喪膽啊。

　　另外一個要注意的事項是烹調方法的問題，首先先看油炸品，許多出名的小吃都是以油炸的處理方式增加口感的嚼勁，但是油炸的食物本身就會提供較多的油脂和熱量，消費者也必須注意商家所使用的油品安全，想辦法在昏暗的光線下看看炸油的顏色不宜太深，也聞一聞產品是否有不良的油耗味，如果老闆的功力夠，懂得控制火候，好的油炸食物並不容易有吃到油的感覺，外皮的麵粉糊也不會吸取太多油脂，這也是許多以油炸品出名的店家的獨門秘訣吧。其次看的是燒烤食品，燒烤的

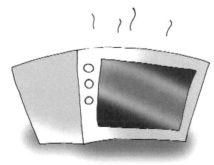

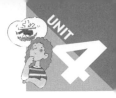

過程可以產生的「多環芳香烴」已經知道是導致胃癌的因素之一，燒烤的美味令人無法拒絕，尤其在寒冷的夜裡，只要來一串現烤的肉串，熱呼呼的感覺最能禦寒，還是得注意一下食用頻率，或在吃完後，來一份維他命C含量較多的綜合水果盤或綜合果汁，讓這些抗氧化營養素可以在自己享受完美食後，也提供一些身體的保護作用吧！

● 小吃攤進攻守則

　　一、找幾位同伴共同分享：這樣可以多吃好幾種不同的小吃，就不會一、兩種吃完肚子就已經差不多飽了，接下來的幾種又捨不得不吃，只好硬塞進胃裡，當然就會過量囉。

　　二、不必再刻意添加調味料：一般的店家都已經有基本調味了，味道也並不輕，所以享受老闆的基本功力就好，再多添加的各種附加調味料都會讓自己快速口渴。

　　三、不要吃完就睡：夜市的人潮多半都越晚越熱鬧，人性的弱點也是看到越多人排隊，才會覺得這攤的小吃一定好吃，如果預計要逛夜市吃小吃，就乾脆把它當成晚餐，早一點造訪，約在晚間八點前就吃完，甚至可以更早一些，邊吃邊逛的過程中，可以讓胃部稍有時間消化才就寢，如果把小吃當宵夜，不但是多吃了一頓，而且吃飽後不久就睡了，可憐的胃腸仍必須辛苦的工作，對部分人而言可能會影響睡眠品質，覺得肚子脹脹的不易入睡。而對所有有吃宵

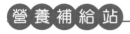

夜習慣的族群，會發現體重的控制問題，竟然是如此的漫長和艱辛的過程，非常不容易掌控。

四、搭配一些蔬果汁或水果切片：小吃的重口味只能用鹼性的蔬果汁稍微平衡，也才能真正的止渴，一些蔬果中的保護營養素，也可以進駐胃腸幫自己的健康稍微加持一下，所以最後一定得造訪水果攤或果汁攤，作為夜市之旅的一個完美句點。

五、小心衡量頻率和種類：為了不要讓自己很快就膩，也為了不要影響口味的輕重，偶爾造訪夜市逛逛，每次品嚐不同的重點產品，都可以讓肚子裡的愛吃蟲獲得滿足，如果知道控制頻率和每次吃的種類與份量，就比較不用擔心是否怕胖、是否太鹹的問題。大孩子們總要自己嘗試理解身體需要的平衡度在哪裡，等到曾經感覺太辣、太鹹、太油等食物，讓舌頭或胃腸不舒服後，下次在選擇時，總會多思考一些才下手，自然而然會建立口慾需求和身體的平衡點了。

最後提到暴食主義，大學生們有的平日就吃得不少，一份常見的排骨便當或雞腿便當，熱量大約有800大卡上下，對大部分男同學而言，是很容易兩三下就輕鬆下肚的，可能還可以在搭配一杯珍珠奶茶或綠茶，才覺得有一點飽的感覺。如果又加上他們平常餐間的點心、喝個不停的飲料，就熱量本身的供應而言，是絕對不會缺乏的，但是就營養的品質而言，可能就得好好審視一番才知道到底狀況如何。如果孩子們始終喜歡重口味的食物、油炸的肉品、很鹹的配菜，雖然在食用的時候非常下飯，但是可能對身體的腎臟、肝臟和血管都會增加不小的負擔。這

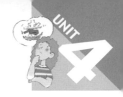

些大孩子對於坊間「吃到飽」的餐廳，可能是最忠實的擁護者了，對於隻身在外的大孩子們，偶爾可以大吃特吃一番，一方面聯絡同學感情，一方面吃一些有別於每天吃的自助餐，只要在經濟狀況許可的範圍之內，他們比較在乎是不是物超所值，反而很容易就把營養的問題拋諸腦後，先吃再說。

　　與其要他們進了這些餐廳後，還能很有理智的選擇食物，還不如提醒他們對這類餐廳的消費頻率稍微控制一下，可能更務實一些。但是如果他們就是很「忠誠」的擁護者，勢必就得聰明的調整一下整個餐次的進食內容：

　　一、記得要多吃蔬菜和水果：到這類餐廳的主要角色，都幾乎是去吃肉的，平日的省吃儉用，就是為了到此一吃，一頓補齊，因為主角在肉，所以餐廳對於蔬菜的供應比例明顯偏低，也許有個沙拉吧、一些涼拌小菜，在這類餐廳來說，就已經屬於很多樣選擇了。偏偏大孩子們會擔心多吃了生菜沙拉以後，就會影響吃肉的「功力」，有的則是只喜歡吃熟的蔬菜，所以反而對生菜沙拉的消費度不高，當然在一餐中的飲食項目，酸性和鹼性食物的攝取平衡度就往酸性方向一意孤行。有的大孩子平日會捨不得吃水果，也會到此大大進補一番，但是都在吃完大魚大肉後才當作止渴功能的，所以實際上對酸鹼度的平衡效果並不夠。如果真的不喜歡

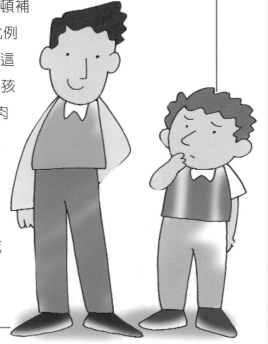

吃生菜沙拉，至少多預留一些胃的空間放進水果，這樣一來，吃完這餐後就比較不會覺得口乾舌燥了。

二、聰明選用調味料：各種風味的調味醬料隨著烤肉沾料或火鍋沾料的使用，可能可以在一個餐次內就吃進超過一天的鈉鹽需求份量，是非常驚人的，其實，一般店家都會提供蔥花、蒜泥、白蘿蔔泥、薑汁、檸檬汁等新鮮的素材，多利用這些食材加入沾醬中，不僅可以增加口感、也可以藉由這些食材本身具有的營養成分，達到一些解毒或抗氧化的功效，最基本的效果就是，可以降低對沙茶醬、甜辣醬、醬油、味噌醬……等醬料的使用度，多少可以減少鈉鹽的過度攝取。

三、肉品選用較少油脂的食材：烤肉的香味主要來自於肉品的油脂經過炭火直接烹煮後的化合物，但是這類化合物剛好也是人體最不希望吃進的「多環芳香烴」，尤其炭火在油脂重複滴下時，所發出的吱吱響聲更能夠刺激食慾，也許連本來對肉類會稍微控制的女同學們，也難逃誘惑。所以對於油脂含量較高的牛小排、羊小排、秋刀魚可以採取「有吃到就可以」的策略，不然不僅平日唯恐避之不及的動物性脂肪，一概都破功進了肚子，滴在炭火上的油脂熊熊燃燒，也會將「多環芳香烴」接著附著在等一下才要燒烤的食材上面。

四、蛋糕、點心淺嚐即可：許多女生到這類餐廳眼光只放在附餐的點心類，對於肉品也許有吃就好，但對於各種蛋糕、布丁、冰淇淋等，可是一點都不會放過，這些食物也屬於酸性食物的行列，熱量並不低，和肉品相比較下，只有鹽分可能略低，但是所含有的糖分，可就獨占鰲頭了，而脂肪的部分，也不見得會落

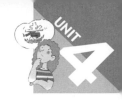

後肉品，因此雖然少吃肉，但是吃多了甜品、又順理成章的搭配飲料或咖啡，感覺上仍然容易口渴，還是挑著吃比較安全一些。

　　五、免費暢飲的飲料不必喝到飽：對於可以附贈免費暢飲的飲料，不喝個痛快，好像還真的對不起自己的荷包，但是如果真的喝了個痛快，可就對不起自己的身材了，一般可以暢飲的飲料多為可樂、汽水、紅茶等甜度較高的飲品，就清涼度上真的可以達到平衡吃多了肉的油膩感，但是就解渴度上的實際效果並不好，往往會越喝越渴，白開水仍是最有效的方法，只不過在這種消費場所還指名喝白開水，可能會讓別人覺得很遜。反觀國外，以法國為例，他們的用餐幾乎都會搭配礦泉水，就是可以提供解渴功能並洗去口腔中前一道菜的餘味，才可以讓味蕾品嚐出不同菜餚的美味，不會相互干擾。這種美食理論在「吃到飽」一族中，可能無法受到重視，因為所有的醬料和菜色都必須很快速的通過口腔進入胃腸，才有辦法撈本，如果這麼講究，也就不會在這類餐廳出現了吧。

　　六、火鍋湯頭不要喝：這類的火鍋湯頭裡，在經過一番烹煮後，會加入鍋中的各種食材少說七、八種，多則十餘種，所有的蛋白質類食物中所含有的「普林（purine）」都會被煮到湯汁中，火鍋越煮，湯汁中的普林濃度越高，如果消費者本身是尿酸濃度偏高的族群，可能一頓火鍋下來，馬上就會出現關節局部痛風的問題。另一

方面，許多火鍋料因為都屬加工食品，本身就含有不少鹽分，所以經過火鍋的烹煮後，各種食材的鈉鹽都會溶入湯頭當中，如果這家火鍋店是以湯頭聞名，可以在還沒有加入火鍋料、或是只加入蔬菜烹煮後，先舀取部分湯頭另外飲用，享受高湯的鮮美，對於已經煮完許多火鍋料的湯頭，最好還是聞香就好。

　　七、選擇午餐時間造訪會比晚餐時間稍優一些些：既然會造訪這類餐廳，真的很難展現自制力，那麼就避開晚餐、甚至是宵夜時段，改成中午去吃吧，至少還有半天可以讓胃腸慢慢消化吃得過量的食物，也還有一點機會消耗掉多餘一些熱量，不至於堆積轉成脂肪作為身體的紀念品，距離就寢還有八個小時左右，也可以多喝一些白開水，讓身體多排除一些先行代謝的廢棄物，就不會因為睡前吃得太鹹，第二天一早起床後，就發現臉和手腳都腫腫的，並且還附帶消化不良和精神不濟。

　　大孩子們真的很容易仗著自己年輕有本錢，就猛吃猛喝，有的還會以此為遊戲，作為競賽或打賭的工具，只為了莫須有的玩樂主義，當然，在年輕的時候，身體的自我修復能力相當強，所以可以禁得起這般暴飲暴食的折磨，頂多只有一天腸胃不舒服，就又是一條好漢，但是，心態與觀念很重要，老是覺得不在乎的人，更容易忽略身體發出的警訊，他們也不會在意自己的糞便和尿液的品質如何，怎麼從排泄物了解自己身體吃了多少各類食物，是否有所偏頗。家長們其實最好在孩子們都還在身邊的時候，就先教導他們這些基本的健康常識，如果可以從小學開始注意，是最好的狀況，如果錯失了小學階段，從中學開始也可以，請

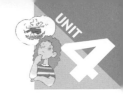

他們注意自己的尿液顏色與氣味，糞便顏色和外觀，都可以反應前一天到兩天的飲食內容，在沒有攝取任何營養補充品與藥物的前提下，如果尿液氣味很濃烈、顏色非常深黃、又有許多氣泡，大多都屬蛋白質類食物攝取過多，蔬果類比例偏低的問題，糞便老是又硬又臭，非常難解，也都有可能是肉吃太多了。這些自我判斷的能力，如果可以讓孩子在小學中低年級以前就建立，父母親在溝通時比較不會讓孩子尷尬，也可以趁孩子都還住在家裡時，多多注意一些，青春期的孩子自我保護能力較強，有時候會比較難以接受直接的建議，但是可以透過在家飲食的稍加控制下，讓他自己體會出不同食物帶給身體不同的代謝廢物，只要讓他們曾經體驗出不同，就會更好溝通一些。最擔心的反而是家長自己也不以為意，孩子就在不知不覺中長大成年了，這時候的爸爸媽媽們幾乎都已經邁向中年人，也漸漸感覺出身體大大小小的異常狀況，也許透過醫師或媒體知道飲食對身體的影響，才想開始影響大孩子們，卻又一方面心急、一方面辭窮，反而會讓正處於年少輕狂的大孩子們更排斥這種溝通或建議。但是也不要輕易放棄，珍惜每一次在家用餐的時機，注意肉與菜的比例至少1：2，讓孩子每天至少吃到兩個水果，至少可以稍稍補足平日出門在外的用餐偏頗，也漸漸建立他們用餐視覺能力，以食物類別的體積去判斷吃多少東西才是對身體最好的。

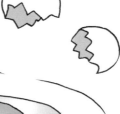

美麗與哀愁

李寧是大學文學院中頗具盛名的校園美女，白皙的臉龐、又黑又直的長髮和一身修長的身材，非常注意打扮的她，總是會在臉上上些淡妝才會出現在校園裡，基本上她也已經習慣校園裡同學們對她的目光，每天在校園中轉換教室之間，還是會有同學停下來欣賞一下李寧優雅的姿態，和美麗的臉龐。

李寧的室友芷瑜剛好和她是不同類型女孩，雖然一副甜美的瓜子臉，卻從來不覺得需要花錢買彩妝用品，芷瑜喜歡打網球，只要課後有空，都會和班上幾個打球的同伴練球，她唯一每天會固定消耗的護膚用品是防曬霜，人家說：「一白遮三醜。」芷瑜雖然對自己的臉很有自信，卻也不想曬成黑美人，或是曬出一臉奇奇怪怪的斑出來。

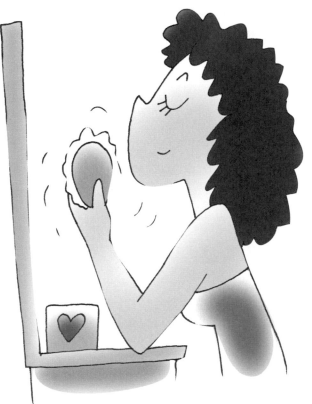

李寧和芷瑜雖然對面貌外觀的理念不同，卻不會影響她

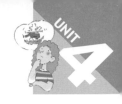

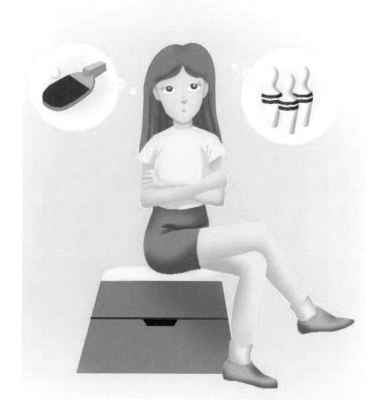

們的室友情誼，個性開朗的芷瑜常常是李寧最好的擋箭牌，遇到打電話要邀約李寧吃飯或是看電影的男同學，要不就是吃了閉門羹，要不就是兩位美女都要同時出席，所以李寧和芷瑜即使已經大二了，都還不想交男朋友，她們也不以為意，因為她們都想在大學畢業之後可以出國進修，校園裡也已經聽多了「國變」和「兵變」等各種學姊和學長的感情故事，負面的消息聽多了，多少還是會有點影響信心吧。

　　大二的課雖然很重，芷瑜又得常常打球，李寧除了待在寢室或圖書館寫報告、複習功課，她還喜歡找時間逛開放式的彩妝架，開始在臉上試用起來，如果遇到芷瑜不想打球時，兩個女生可以在彩妝架前，仔細挑出新貨色，李寧是產品主要使用人，所以會特別注意商品在肌膚上的

感覺，芷瑜只要負責顏色色系的建議，芷瑜雖然自己不用彩妝，但是總是會從李寧購買的報章雜誌上瞄到最新一季的流行趨勢，和李寧熱烈討論起來。

逛了一個下午，也買到新的產品了，不知不覺又要吃晚餐了，李寧怕胖，總是點一些份量較少的菜色，不然就是再分給芷瑜一些，芷瑜因為有持續運動，所以比較起來較不忌口，她也不太挑食，只要看對眼了，就先吃再說了，反正如果覺得吃太多了，再去打一場球應該就可以了吧。李寧就沒有這麼放得開了，因為李寧的媽媽屬於中年肥胖的體質，李寧也很擔心自己如果稍不注意，馬上身材就會走樣，所以從高中開始，就非常注意自己不能吃太多，「畢竟世界上只有懶女人、沒有醜女人啊！」李寧總是這般替自己洗腦，覺得為了外觀的保持，少吃一些也是理所當然的。

卸下妝的李寧，氣色並不是太好，總是有點慘白，芷瑜每回邀她一起去打球，李寧都以怕曬黑為藉口而拒絕。李寧並不喜歡運動，唯一的運動時間就只有體育課，而且她都專選輕鬆的體育課，像乒乓球、保齡球這種不用曬太陽，老師又好過關的課程。李寧除了怕曬黑，還擔心運動太多後手會變粗、修長的小腿變成蘿蔔腿，芷瑜從大一開始用盡了推、拖、拉、拐所有的方法，就是沒有辦法讓李寧運動，最後也只好妥協，改成配合李寧的運動方法：逛街。兩個女生可以花一個週末或沒有課的下午，逛遍百貨公司，即使沒有買到任何一件東西，她們也至少做了市場調查，等到零用錢比較充裕的時候，就可以下手買件衣服或小配

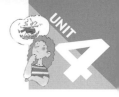

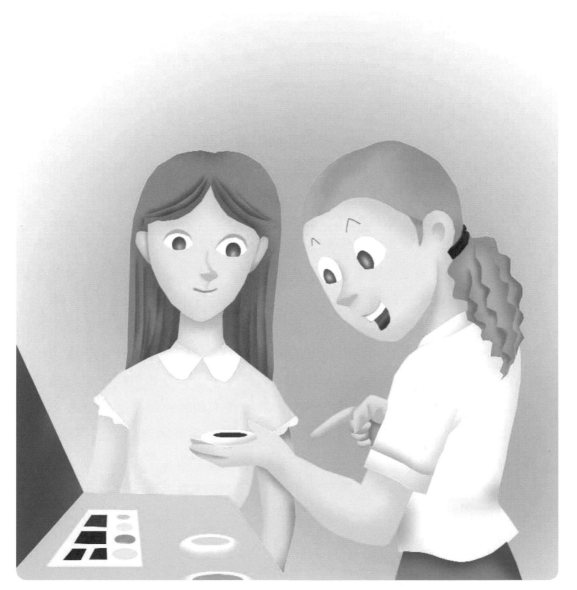

件囉。

　　李寧私底下很羨慕芷瑜的傻大姐個性，對穿著和吃東西都很隨意，可是也有自己的風格，又加上芷瑜的運動神經好，藉由打網球她還有一些男性球友，純粹只打球，不用擔心發展成男女朋友的心理負擔。不像李寧，想和她聊天或搭訕的男生，心裡在想什麼都寫在臉上，讓李寧更覺得很難可以結交到簡單的男性朋友。李寧對一些偶像明星的穿著打扮還頗有研究的，為了要穿出類似的風格，李寧歸納的結論就是身材一定要夠瘦，否則露出「蝴蝶袖」、小腹微凸、臀部太大、腿太粗等缺點，是絕對沒有辦法穿出好看的品味，為了這個原則，李寧幾乎每一餐都只吃半飽，從來不吃宵夜，也不敢碰油炸品，本來芷瑜還不知道李寧的態度堅決，在大一的時候還會偶爾帶宵夜和路邊攤的小吃回來想分給李寧吃，後來看到李寧這麼克制，自己也漸漸不好意思在寢室吃宵夜，個性不會鑽牛角尖的芷瑜還自我嘲諷的說：「幸好有李寧幫忙，否則大學四年下來每天吃宵夜，腰圍可能一年加一吋喔！」她們的寢室有一個體重計，量體重是兩位美女每天都會做個好幾次的例行公事。李寧常常因為多了個半公斤，就可以再少吃一餐，其實，李寧的身材已經偏瘦，163公分的身高才47公斤，卻仍然斤斤計較，芷瑜也見怪不怪了。

　　每次班上的聚餐，李寧只有用吃很慢的方法，才可以讓自己不會吃太多，正當所有的同學都狼吞虎嚥的時候，她為了身材著想，總是很小心的計算盤子裡的食物，也細細的品味、慢慢咀嚼。這群大學生的聚餐模式總是要找「便宜又大碗」的餐廳，才覺得不會虧本，每回別人已經

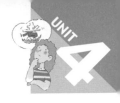

吃了三、四盤了，李寧仍然還在第一盤仔細品味，讓同桌的同學有點側目。其實李寧是非常喜歡甜點蛋糕類的，雖然平日很小心的忌口，但是如果餐廳的供應蛋糕剛好是李寧的最愛，她只好百般掙扎的安慰自己：「一學期就只有聚餐兩次，又加上每個月和芷瑜偶爾吃一次，就先吃再說吧！」她就會捨去大魚大肉的菜色，濃湯少喝一些，讓喜歡的蛋糕可以名正言順的吃進肚子裡，再搭配些不加糖和奶精的咖啡去油膩，平日吃半飽的李寧，聚餐的時候只好打破規矩，吃個八分飽吧。

　　聚餐完後的一、兩天，李寧如果發現體重又增加了，就會馬上進入戒嚴期，飯立刻減量，只找麵店的燙青菜不加滷汁或醬料，肉類有時候只點個滷蛋就打發了，唯一不變的是水果，因為這可是保持肌膚品質的重要基礎。芷瑜每回看到李寧又開始斤斤計較，也不方便開她玩笑，只能避開在李寧面前吃便當，避免李寧看了難過。但是，芷瑜嘴裡雖然不說，卻也常常質疑，到底這樣不敢吃、不敢運動，真的值得嗎？大學生活不是就要很隨性的、很自在的，去嘗試一些事、挑戰一些事嗎？每天只算計著體重和食物，感覺上真的很累人，可是自己該說的、該暗示的都已經對李寧說過了，在不想為了這個「吃」的問題，失去和李寧的室友情誼，芷瑜只有選擇睜一隻眼、閉一隻眼了。

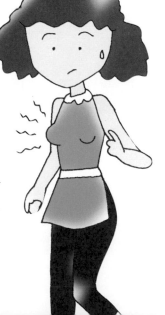

大學校園裡的女同學們，自主意識都非常強烈，有的還真的像李寧一般，太過於重視外表，卻忽略了真正理解二十歲的女生到底應該吃多少食物才夠，每天只顧著減重，拼命計算每種食物的熱量，但是忘記一起衡量食物裡除了熱量，還有身體需要的基本營養素，這些營養素都是支持身體每日基本運轉、免疫能力、修復能力的基本分子，如果單純以熱量來取捨食物，而忽略了各大類食物的搭配，就不免會出現一些瑕疵。

　　首先先看以體重來衡量成人是否肥胖，目前仍然以身體質量指數BMI與腰圍大小來推斷，BMI的計算方法為「體重（公斤）／身高^2（公尺^2）」，也就是說，李寧的身高為163公分，體重為47公斤，她的BMI＝47/（1.63）^{2}＝17.69，根本還低於理想體重範圍，還不需要到斤斤計較的程度才是。

表4-2　成人肥胖定義

	身體質量指數BMI 體重（公斤）／身高^2（公尺^2）	腰圍（公分）
體重過輕	BMI＜18.5	
正常範圍	18.5≦BMI＜24	
異常範圍	過重：24≦BMI＜27	男性：≧90公分
	輕度肥胖：27≦BMI＜30	女性：≧80公分
	中度肥胖：30≦BMI＜35	
	重度肥胖：BMI≧35	

◆ 資料來源：行政院衛生署。

許多人都只注意到體重的問題，其實，要控制體重在理想範圍間的背後意義，是希望可以藉由體重的控制，先行預防和肥胖有關的代謝性疾病發生的機會，因為依照1993～1996

年間的營養健康調查資料中發現，一旦BMI數值高於24的時候，代謝性的疾病將明顯升高。調查中顯示BMI值為24以上

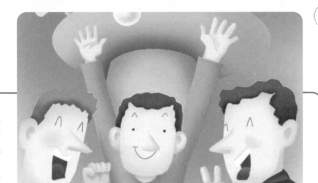

的成人中，約有65％的女性和68％的男性有代謝症候群相關病徵，如果可以藉由簡單的體重控制，就可以減低這些危險。但是坊間反而太著重於身材的雕塑或體態的問題，過於強調快速減重的效果，快速減重的過程中也容易衍生身體的其他問題，並不是每個人都消受的了。

根據研究報告中指出，大專女生對外型的過度重視，往往會超估自己的體重，對自己的體重衡量標準比一般衛生署所提供的標準更加嚴苛，因此，對坊間各種減重的資訊並不陌生，許多女同學也都有不同的減重經驗。相類似的結論在另一份報告中也被提出，在大約兩千名大一新生中，有三分之一的男生體重超過標準，卻有四分之一的女生體重過輕。

如果要說這樣的刻意控制體重是大學女生的專利，並不公平，因為許多研究都發現，高中或高職的女生就已經開始出現刻意控制飲食的習慣了，例如一項在台灣中部地區的高中女生研究當中，超過一半的受測女同學高估了自己的體型，總是覺得自己很胖，而將近八成的受測女同學都希望自己可以再瘦一些，如果依照所回收的問卷分析，約有17％的受測女同學為具有病態飲食行為傾向的高危險群，這些女生的熱量、蛋白質、醣類、鋅、維生素B_6和維生素B_{12}都明顯低於低危險群，只有在纖維的攝取比例上略佔上風。如果因為刻意的控

制熱量，卻已經到了影響其他營養素的均衡攝取，這樣的減重成果將可能得不償失。

這樣的心態養成緣由許多是來自於偶像崇拜的心態，藉由傳播媒體所提供視覺印象中的美女，各個都是體態輕盈，在希望獲得更多認同或讚美的潛意識中，女學生們也許從不正確的管道獲取了體重控制的方法，也不了解該從最根本的健康角度來衡量體型外觀，因此就把自己當成白老鼠，盲目的加入減重的行列。如果從另外一個角度來思考，除了營養相關科系、護理學系、部分醫學系會將這些觀念放在課程當中，大多數的大學生是完全接觸不到這類的健康訊息，她們也許透過網站、傳播媒體的廣告得到資訊，但是往往被太過商業化的廣告用語洗腦，直接覺得自己一定過重。所以如果未來的大專院校、甚至是高中高職中，都可以在新生訓練中強調正確的體重範圍、甚至提供正確的體重控制方法，才可以給這些女生們一記當頭棒喝，塑造出同儕間的正確理念，進而稍稍改進這波病態性飲食趨向的風潮。有部分研究學者也建議，是否該為這群斤斤計較的女生，設定比較嚴苛的體位標準，讓她們覺得比較合乎現代人對審美觀的要求，就不會一頭熱的只往體重過輕的範圍鑽，並且沾沾自喜。基本上，如果必須制訂這樣的標準，還必須收集更多的受測資料，不僅包括體位，也要探討部分重要營養素的相對需求，所以還得靠著相關機關的評估，以及學界的協力合作，現階段如果把自己的BMI控制在18～19.5間，都已經算是屬於偏瘦的身材了。

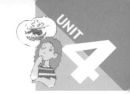

　　許多大學女同學是真的不太運動的，大部分也源自於國中或高中時代，就沒有養成運動的習慣，如果又加上擔心出現蘿蔔腿、手臂肌肉過於發達、怕曬黑等理由，不運動的女生，好像也可以變得理直氣壯。如果稍微逆向思考一下，許多女生在大學畢業後開始工作，因為在辦公室坐了一整天，又加上體內的新陳代謝速度每十年大約會降低2%左右，就會擔心即使很努力少吃，還是容易變胖，這時候才開始想培養一種運動，往往只有選擇昂貴的有氧舞蹈、參加健身俱樂部等較高價位的運動了。反觀如果可以利用大學生活的課餘時間，好好的學一兩種運動，也許是各種球類、也許是游泳，都將省下大筆的教練費用，因為總會找到同學可以一同練習，只要場地允許，就可以把喜歡的運動練到一定程度。其實，對於想要出國進修的孩子們，更要學會一些運動，一方面可以在留學的辛苦過程中，藉由運動平衡壓力、結交朋友，而且在極度用腦之後，大量的運動是很好淨空腦部的方法，可以讓思緒更加清明，也透過運動讓更多氧氣可以進入體內到達腦細胞，會有一種醒腦的功效，所以，為了往後的身材、課業、工作著想，請美女們一定要運動。

　　對於運動可是有明確定義的，一般而言，必須讓心跳達到每分鐘130下、持續30分鐘，每週至少三次，而且身體一定會出汗，肺部的氣體交換明顯增多。逛街並不算運動，在校園裡騎腳踏車換上課教室，也很難算成是運動，充其量可以列為「勞動」，對於新陳代謝的幫忙，可能並不如預期。雖然這些活動都會造成腳酸，也只是局部肌肉的乳酸堆積，對全身的脂肪燃燒，還沒有辦法引發具體作用。

營養教育從教導開始

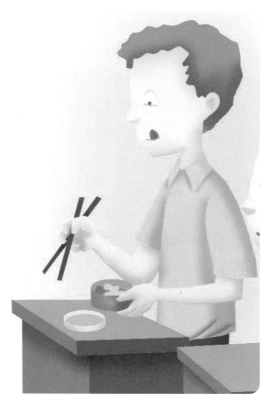

青少年的營養教育，不能還停留在「直接把該吃的份量放在他們眼前」的階段，趁著孩子在家的時間還多，就要開始教導他們為什麼要選擇這種食物而不選另外一種。新鮮品質好的食材、清淡的烹調方法、正確的肉和蔬菜比例、每天足夠份量的水果，都是媽媽可以協助的範疇，另外再提醒孩子避開不必要的零食與飲料，每天適度的運動，多喝一些白開水，就可以維持身體一個清爽的空間。有了正確的營養供應和飲食態度，家人們也可以放心他們在外的飲食行為，因為孩子的味蕾和胃腸，已經適應了較健康的口味和食物，也就自然而然成了孩子最佳的「飲食警衛」，會在潛意識中幫孩子過濾挑選好的食物。

　　開始做吧！永遠不怕晚、不嫌晚，當開始實行的那一刻起，就是幫他們建造健康基底的起點，也是給孩子們一份支持一生健康的最佳禮物。

參考資料

◆財團法人中華CAS優良食品發展協會網頁（http://www.cas.org.tw）

◆肉品選購保存與調理，簡松鈕、張近強編，台灣區肉品發展基金會編印，1995年6月。

◆營養學精要，黃伯超、游素玲編著，健康文化事業股份有限公司，1990年2月八版。

◆吃的營養科學觀，安德爾‧戴維絲著，王明華譯，世潮出版有限公司，1995年10月初版十三刷。

◆國民營養現況：1993～1996國民營養健康狀況變遷調查結果，行政院衛生署編印，1998年12月。

◆Nutrition Across the Life Span: Mary Kay Mitchell, W.B. Saunders Co., 1997, USA.

◆Krause's Food, Nutrition, and Diet Therapy: L. Kathleen Mahan and Sylvia Escott-Stump, 10th ed., W.B. Saunders Co., 2000, USA.

◆台灣主婦聯盟生活消費合作社　共同購買網站

◆中華民國養雞協會網頁 http://www.poultry.org.tw/

◆兒童之肥胖問題與對策，國家衛生研究院論壇，財團法人國家衛生研究院，2000年7月。

◆身體活動與兒童青少年肥胖，國家衛生研究院論壇，財團法人國家衛生研究院，2001年9月。

◆台灣地區食品營養成分資料庫,行政院衛生署編印,食品工業發展研究所、屏東科技大學聯合著作,1998年11月初版。

◆財團法人董氏基金會網站,校園食品專區。

◆大專女生性別角色與身體形象關係之研究,洪嘉謙著,靜宜大學青少年兒童福利學系碩士論文,2001年。

◆大學生體型及其身體意象相關因素之研究—以中原大學新生為例,尤媽媽著,國立台灣師範大學衛生教育研究所博士論文,2002年。

◆高中女生病態飲食相關的心態行為及其營養攝取量和營養狀況之調查,張育甄著,中山醫學大學營養科學研究所碩士論文,2003年。

◆台中市國小高年級學童的含糖飲料飲用行為及其影響因素之研究,台中師範學院環境教育研究所碩士論文,李坤霖著,2004年。

◆國小六年級學童零食飲料消費狀況以及父母和學校態度相關性討論—以台南縣市為例,台南師範學院碩士論文,李淑靜著,2003年。

◆桃園市國中學生含糖飲料消費及其影響因素研究,國立台灣師範大學衛生教育研究所碩士論文,單文珍著,2003年。

◆桃園縣國中學生飲用市售飲料狀況與相關研究因素,國立台灣師範大學衛生教育研究所碩士論文,吳芳菁著,2001年。

106-□□
台北市新生南路3段88號5樓之6

揚智文化事業股份有限公司　　收

□□□-□□
地址：　　市縣　　鄉鎮市區　　路街　段　巷　弄　號　樓
姓名：

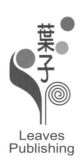

Leaves
Publishing

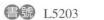 書號 L5203　　 書名 10～20歲活力飲食營養書

葉子出版股份有限公司

讀・者・回・函

感謝您購買本公司出版的書籍。

為了更接近讀者的想法，出版您想閱讀的書籍，在此需要勞駕您詳細為我們填寫回函，您的一份心力，將使我們更加努力！！

1.姓名：＿＿＿＿＿＿＿＿

2.性別：□男 □女

3.生日／年齡：西元＿＿＿＿年＿＿＿月＿＿＿日＿＿歲

4.教育程度：□高中職以下 □專科及大學 □碩士 □博士以上

5.職業別：□學生□服務業□軍警□公教□資訊□傳播□金融□貿易
　　　　　□製造生產□家管□其他＿＿＿＿＿＿

6.購書方式／地點名稱：□書店＿＿＿＿□量販店＿＿＿＿□網路＿＿＿＿□郵購＿＿＿＿
　　　　　　　　　　　□書展＿＿＿＿＿□其他＿＿＿

7.如何得知此出版訊息：□媒體＿＿＿＿□書訊＿＿＿＿□書店＿＿＿＿□其他＿＿＿

8.購買原因：□喜歡作者□對書籍內容感興趣□生活或工作需要□其他

9.書籍編排：□專業水準□賞心悅目□設計普通□有待加強

10.書籍封面：□非常出色□平凡普通□毫不起眼

11. E - mail：＿＿＿＿＿＿＿＿＿＿＿＿＿＿＿＿＿＿＿＿＿＿＿＿＿＿

12喜歡哪一類型的書籍：＿＿＿＿＿＿＿＿＿＿＿＿＿＿＿＿＿＿＿＿＿＿＿＿＿

13.月收入：□兩萬到三萬□三到四萬□四到五萬□五萬以上□十萬以上

14.您認為本書定價：□過高□適當□便宜

15.希望本公司出版哪方面的書籍：＿＿＿＿＿＿＿＿＿＿＿＿＿＿＿＿＿＿

16.本公司企劃的書籍分類裡，有哪些書系是您感到興趣的？

□忘憂草（身心靈）□愛麗絲（流行時尚）□紫薇（愛情）□三色堇（財經）

□ 銀杏（飲食健康）□風信子（旅遊文學）□向日葵（青少年）

17.您的寶貴意見：

＿＿＿＿＿＿＿＿＿＿＿＿＿＿＿＿＿＿＿＿＿＿＿＿＿＿＿＿＿＿＿＿＿＿＿

☆填寫完畢後，可直接寄回（免貼郵票）。

　我們將不定期寄發新書資訊，並優先通知您

　其他優惠活動，再次感謝您！！

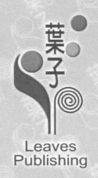

Leaves
Publishing

根
以讀者爲其根本

莖
用生活來做支撐

葉
引發思考或功用

果
獲取效益或趣味